(Publié par J. Tondu de Nanges)

T. 163
Te 1110

AF253013

TRAITÉ

DES EAUX MINÉRALES

DE MERLANGE,

CONTENANT

I. *L'Analyse desdites Eaux.*

II. *Plusieurs Pièces qui tendent à constater l'état de leurs Sources.*

III. *Une Thèse soutenue aux Ecoles de Médecine de Paris, sur leurs vertus dans les Maladies Chroniques.*

IV. *La Traduction de ladite Thèse.*

V. *Les Observations de plusieurs Médecins de la Faculté de Paris, sur leurs propriétés Médicinales.*

A PARIS,

De l'Imprimerie de QUILLAU,
rue du Fouarre.

M. DCC. LXVI.

PREFACE.

DE tems immémorial les Eaux Minérales de Merlange ont été reputées dans les environs, comme excellentes dans une infinité de Maladies Chroniques. Les tenir plus long-temps cachées, ou pour mieux dire, bornées à ce cercle étroit, ç'auroit été faire tort en particulier aux habitans de cette Capitale.

C'eſt auſſi dans la vue d'être utile à ſes Concitoyens que M. de Nangis propriétaire deſdites Eaux, s'eſt déterminé à demander en 1761 des Commiſſaires à la Faculté de Médecine de Paris, pour les examiner & en faire l'analyſe. La Faculté toujours attentive au bien public, nomma ſur le champ trois de ſes Membres pour ſe tranſporter ſur les lieux & en dreſſer leur rapport. MM.

Cantwell , Hériffant & de la Riviere le jeune firent le voyage , & l'Analyfe qu'on lit au commence-ment de ce Livre , en fut le fruit. Suivant cette Ana-lyfe, il paroiffoit qu'effec-tivement on devoit efpé-rer beaucoup de ces Eaux: mais , comme remarque très-juftement l'Auteur du Journal des Savans qui en donna dans le tems un ex-trait , il falloit que des Obfervations bien confta-

tées réalifaffent les efpéran-
ces qu'on avoit fondées fur
les principes qu'elles con-
tenoient. Plufieurs Méde-
cins en conféquence fe hâ-
terent de les employer dans
des cas où l'on avoit lieu
d'en attendre quelques fuccès. C'eft enfin le refultat
de ces Obfervations, que
l'on a fait imprimer à la
fin de ce Traité, qui a déterminé un Bachelier en

la Faculté de Médecine
de Paris , à soutenir pu-
bliquement sur la fin de
l'année derniere une The-
se, sur la vertu de ces Eaux
dans les Maladies Chroni-
ques.

Voilà en racourci l'his-
torique des Eaux Minéra-
les de Merlange. En dire
davantage sur ce sujet, ce
seroit vouloir présenter
d'avance aux Lecteurs ce

qu'ils auront lieu de trouver eux - mêmes dans ce Traité, s'ils veulent bien se donner la peine de le parcourir.

RAPPORT.

RAPPORT

De Messieurs les Commissaires nommés par la Faculté de Médecine de Paris, pour examiner les nouvelles Eaux Minérales de Merlange, près la Ville de Montereau-faut-Yonne.

EXAMEN CHIMIQUE

DE L'EAU MINÉRALE.

Nous Commissaires nommés par la Faculté, nous sommes transportés le 29 Mai 1761, à Merlange, près de la ville de

A

Montereau-faut-Yonne , dans le deſſein d'y examiner une Source d'Eau , qui depuis long - tems (dit-on) paſſe dans les environs pour avoir la vertu purgative.

Ce pays eſt riant & fertile ; l'air y eſt ſain , & la vûe en eſt charmante. Il eſt ſitué dans une gorge commandée par une montagne au midi , & par un monticule aſſez conſidérable , qni forme à ſa ſurface une grande plaine au nord.

La ſource d'Eau Minérale eſt placée au midi au bas du monticule : le terrein qui l'environne eſt formé de pierres à chaux, & d'une terre liée à-peu-près comme la marne ou la craie : auſſi , ſuivant le certificat de M.

[3]

Le Coq, Avocat en Parlement,
Conseiller du Roi , & Contrôleur au Grenier à Sel de la ville
de Montereau, on s'est plusieurs
fois servi avec succès de cette
terre pour dégraisser & pour
blanchir des étoffes de laine :
elle paroît avoir en cela assez
d'analogie avec la terre grasse
& crétacée de Cavereau , petit
hameau de la Paroisse de No-
vau , situé sur la rive gauche
de la Loire , à neuf lieues au-
dessous d'Orléans , où les habitans s'en servent pour blanchir
& pour dégraisser les serges, les
draps, & même les couvertures
de laine: c'est-ce que font encore
les couverturiers de Pathay en

Beauce, au lieu de les blanchir avec le ſoufre,

Pour peu qu'on faſſe attention à la ſituation de la Source Minérale de Merlange, il paroîtra tout naturel d'imaginer, qu'elle eſt formée par les eaux qui ſe filtrent continuellement à travers les pierres à chaux & le terrein dont nous venons de parler : qu'enſuite ces eaux s'étant chargées de différens principes, viennent ſe rendre dans un baſſin carré pour ſe répandre de-là dans les terres voiſines, par une rigole à fleur-d'eau, que Me. *le Coq* nous a certifié être aſſez ſouvent enduite d'un dépôt ou ſédiment jaunâtre ;

phénomène qui ne s'eſt pas préſenté lors de notre viſite.

L'Eau Minérale de Merlange
eſt très-limpide à ſa ſource ; elle
n'a aucun goût déſagréable, elle
eſt ſeulement un peu douceâtre ;
& étant agitée dans la bouche,
elle fait mouſſer & blanchir la
ſalive, à-peu-près de même que
le feroit en pareil cas une eau
ſeconde de chaux, ou une eau
de ſavon extrêmement légére.

Le peu de tems que nous
avions à ſacrifier à Merlange,
pour y faire l'analyſe de ſon Eau
Minérale, ne nous ayant pas paru ſuffiſant pour remplir nos
vûes, nous avons jugé à propos
d'en faire tranſporter à Paris
une quantité raiſonnable, ren-

fermée dans des bouteilles de grès bien bouchées, & fcéllées de notre cachet.

Le grand nombre d'expérien-ces que nous avons été obligé de faire fur ces Eaux, ont été très-fcrupuleufement exécutées chez le fieur Hériffant, maître Apothicaire. Il feroit trop long, & d'ailleurs inutile d'en faire ici le détail, il fuffira d'en rap-porter affez pour faire connoître que les fubftances qui entrent dans leur compofition peuvent fe réduire à trois principales, qui font : 1°. Une petite portion de fubftance ferrugineufe extrê-mement divifée. 2°. Une affez grande quantité de terre abfor-bante crétacée, ou calcaire al-

[7]

koolifée, dont les propriétés &
les effets, foit pour la compofition de l'Eau, foit pour fes
vertus médicinales, ne nous
paroiffent pas avoir encore été
jufqu'ici affez obfervés dans l'examen des Eaux Minérales en
général. 3°. Enfin, un fel neutre, d'une nature très-particu-
liere.

DÉMONSTRATION

De la fubftance Ferrugineufe.

DEUX gros d'infufion de noix
de galle, mêlés avec trois onces
d'Eau Minérale de Merlange,
ont donné le cinquiéme jour à
la furface de la liqueur, une

pellicule graffe , & d'un verd
de pré.

Deux gros de firop violat ver-
fés fur trois onces d'Eau Minérale , nous ont procuré une liqueur
verte , après qu'on l'a eu filtrée à
travers le papier gris.

Quelques gouttes de teinture
de noix de galle verfées fur le
dépôt qu'avoit fourni l'Eau Minérale par évaporation , ont
tout-à-coup fait verdir la liqueur ; & par fucceffion de tems,
cette liqueur ayant été réduite
à fec, le réfidu a teint en noir
le linge qu'on a paffé par-deffus.

On a pris dix-huit grains du
dépôt qui a refté après la dif-
tillation de l'Eau Minérale ; on
les a mêlés avec trois onces d'eau

de riviere diſtillée ; on a verſé ſur le tout deux gros de ſirop violat, & ſur le champ la liqueur a verdi.

Deux ſcrupules du dépôt obtenu après la diſtillation de l'Eau Minérale , ayant été éten-dus dans trois onces d'eau de riviere diſtillée , on y a verſé deux gros d'infuſion de noix de galle ; ce qui a noirci la liqueur.

DÉMONSTRATION

De la Terre Alkaline abſorbante, &c.

On a fait évaporer à feu doux dans une terrine verniſſée, douze pintes d'Eau Minérale, qu'on a enſuite fait réduire à ſeize onces de liqueur qu'on a filtrée. Il eſt reſté ſur le filtre une matiere, qui, après avoir été bien deſſé-chée, a donné trente-ſept grains d'une poudre jaunâtre. On a continué l'évaporation juſqu'à ſiccité, & on a obtenu une au-tre matiere, laquelle étant bien deſſéchée, a fourni cinq gros & demi d'une poudre blanche. Pendant le tems de l'évapora-tion, la liqueur étoit recouverte d'une pellicule aſſez épaiſſe.

On a jetté de ces poudres dans de l'eſprit de nître affoi-bli par l'eau commune ; ſur le champ, elles s'y ſont trouvées diſſoutes avec efferveſcence : on a enſuite verſé quelques gouttes-

d'huile de tartre , par défaillance, dans la diffolution de la poudre blanche ; auffi-tôt il s'eft fait
un précipité blanc & gras au
tact. Cette matiere qui a beaucoup de rapport avec la terre
qui eft contenue dans l'eau de
chaux , approche de la ténuité
faline , & il y a toute apparen-
ce que c'eft elle qui par fes parties graffes & mucides a principalement concouru à former
les différentes pellicules graffes
& crêmeufes que nous avons
obfervées dans prefque toutes
nos expériences.

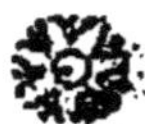

DÉMONSTRATION
Du Sel Neutre.

ON a versé sur le résidu de l'évaporation dont nous venons de parler, une certaine quantité d'eau de riviere distillée ; on a ensuite filtré la liqueur, on l'a fait évaporer au Bain-marie dans une capsule de verre : il s'est alors formé de petits cryftaux d'un sel un peu gras, beaucoup plus amer que celui de Glauber, mais qui n'en avoit pas la fraîcheur. Il bouillonne sur les charbons ardens comme ce dernier : l'alkali fixe & volatil versés sur une diffolution de ce sel dans l'eau diftillée occafionnent fur le champ un précipité blanc terreux.

L'acide vitriolique concentré verfé fur ce fel, en dégage des vapeurs blanches, qui font reconnoître la préfence de l'acide marin par leur odeur.

La diffolution de ce fel précipite en jaune pâle la diffolution de mercure faite dans l'acide nitreux.

D'où il réfulte que le fel de l'Eau Minérale de Merlange eft un mêlange de fel de Glauber, & de fel marin à baze terreufe, cryftallifés enfemble, puifque l'acide vitriolique en dégage des vapeurs d'efprit de fel d'une part ; d'une autre p le précipité terreux indique la présence d'un sel à baze terreuse.

Enfin, le précipité pâle de mercure indique assez la présence de l'acide marin, à raison du précipité blanc, qui se forme en même - tems que le turbith minéral, & qui diminue son intensité; mais en enlevant ce précipité au moyen d'une suffisante quantité d'eau bouillante, le précipité blanc de mercure se dissout dans l'eau, & il ne reste plus que le précipité jaune, ou le turbith minéral avec sa couleur ordinaire.

Voilà ce qu'il y a d'assez intéressant à sçavoir touchant ce qui est l'espéce d'eau-mere qui en

a réfulté, étoit graffe & mu-
queufe, elle étoit compofée de
véritables fels & d'une matiere
vifqueufe, qui, felon *Stahl* *,
n'eft qu'une terre fubtile, qui
fe combine avec l'eau & avec
quelques parties graffes, & qui
formant un mixte falin impar-
fait, eft une efpéce de fel em-
bryoné.

D'après la nature graffe de cette
eau-mere, il eft facile de concevoir pourquoi & comment l'Eau
Minérale de Merlange agit pour
décraffer & pour blanchir les
étoffes de laine, ainfi que M[e]. *le
Coq* l'a vû pratiquer.

Au refte, notre Eau Minérale

* Voyez fon Commentaire fur *Becker.*

ne contient aucun acide libre ,
puisque trente gouttes d'alkali
fait par la chaux , étant versées
dans trois onces de cette Eau , n'y
excitent aucune effervescence ;
ajoutons à cela , que le lait de
vache ne se caille nullement lors-
qu'on le fait bouillir avec elle.

VERTUS

VERTUS

De l'Eau Minérale de Merlange.

L'EAU Minérale de Merlange, considérée comme remede, tire ses vertus, 1°. De l'élément aqueux. 2°. De son sel neutre. 3°. De sa terre calcaire, grasse & crétacée, qu'on doit concevoir dans cette Eau inaltérée, comme étant portée au dégré le plus parfait de division & de ténuité. 4°. De quelques particules martiales, dont la proportion avec les autres principes est très-légére. 5°. Enfin, de l'arrangement & de l'union intime de tous ces principes, exactement mêlés & confondus ensemble.

B

Ces différens principes font
tellement combinés avec l'Eau
& entr'eux, que les propriétés
médicinales ne fçauroient être
bien déterminées par les qualités d'aucun principe confidéré
féparément.

La vertu médicinale de cha-
cun de ces principes eft conftatée
par des obfervations connues
de tous les Médecins : le fel de
Glauber & le fel marin entrent
dans la compofition d'un grand
nombre d'Eaux Minérales cé-
lébres, & en établiffent l'effica-
cité.

Il n'eft pas néceffaire de faire
valoir ici les grands fecours que
la Médecine trouve encore dans
les abforbans & dans les favo-

neux, l'étendue de leur usage, le nombre des maladies auxquelles ils conviennent; & cette circonstance essentielle de leur préparation, qui consiste à les porter à la plus grande division que l'Art puisse atteindre, division qui n'égale jamais celle que suppose leur état de dissolution dans l'eau; tout cela, en un mot, n'a besoin que d'être énoncé.

Telles sont justement les qualités principales de l'Eau Minérale de Merlange; c'est une eau de chaux seconde, composée par la nature même, & qu'on pourroit regarder comme savoneuse: son usage sera très-sûr dans les cas où l'on soupçonnera des acides dans les premieres voies, elle deviendra alors purgative; elle paſſera dans le ſang, elle produira l'effet apéritif: elle eſt de nature à convenir aux tempéramens foibles, aux viſcéres délicats, ſuſceptibles d'irritations, aux maladies des reins, de la veſſie, &c.

CANTWEL, *Profeſſeur de Pharmacie, & Membre de la Société Royale de Londres.*

HERISSANT, *Profeſſeur déſigné de Pharmacie, Membre de l'Académie Royale des Sciences, de celle Londres, &c.*

DE LA RIVIERE, *le jeune, Conſeiller-Médecin ordinaire du Roi au Châtelet.*

EXTRAIT

Des Regiſtres de la Faculté de Médecine, en l'Univerſité de Paris.

Le ſamedi trente-un Octobre, Meſſieurs Cantwel, Hériſſant, & de la Riviere le jeune, commis par la Faculté, pour ſe tranſporter au lieu nommé *Merlange*, dépendant de la *P aroiſſe de Saint-Germain-Laval , Laval-Saint-Germain*, près la *Ville de Montereau - faut - Yonne*, & pour y conſtater l'état des ſources d'une nouvelle Eau Minérale depuis peu découverte audit lieu ; enſemble pour procéder aux examen & analyſe de cette Eau, &

mettre la Faculté en état d'en connoître les principes & les vertus, ayant fait leur rapport.

La Faculté a jugé que cette espéce d'*Eau de chaux* seconde composée par la nature même, & que l'on peut regarder comme savoneuse, sera très-utile & très-avantageuse dans les cas où l'on soupçonnera des acides dans les premieres voies ; elle deviendra alors purgative ; que de plus, en passant dans le sang elle produira l'effet apéritif ; qu'enfin, elle peut convenir aux tempéramens foibles, aux viscéres délicats susceptibles d'irritation, ainsi que dans les maladies des reins, de la vessie, &c.

En conséquence, la Faculté a

[23]

ordonné qu'il fera délivré par le
Doyen à M. *de Nangis* , propriétaire de ladite Eau Minérale , copie , tant de l'analyſe &
du rapport fait par les trois Commiſſaires , que du jugement de
la Faculté , laquelle copie fera
ſignée deſdits Commiſſaires , &
revêtue du ſceau de la Faculté ,
avec permiſſion au ſieur *de Nan-*
gis d'en faire tel uſage qu'il aviſera bon être , & même de la
faire imprimer, à quoi je conſens
pour la Faculté.

Je ſouſſigné , certifie ledit Extrait
ci-deſſus conforme à l'original. A Paris
ce 21 Novembre 1761.

J. LE THIEULLIER, l'aîné,
Doyen de la Faculté de Medecine
de Paris.

CERTIFICAT

De M^e. Simon le Coq, Avocat en Parlement.

Nous Simon le Coq, Avocat en Parlement , Conseiller du Roi , Contrôleur au Grenier à Sel de Montereau-Faut-Yonne ; certifions à qu'il appartiendra, qu'il est de notre connoissance que les Eaux de la fontaine minérale de Merlange , près cette ville , a des effets surprenans pour les personnes qui en usent. Cette fontaine est située aux environs de plusieurs carrieres de pierres à chaux , & de terres grasses , dont on fabrique dans le pays

beaucoup

beaucoup de poteries, tuiles, carreaux & briques; il eſt même de notre connoiſſance, par expérience que nous avons fait faire ſous nos yeux, que cette terre étant uſée en guiſe de ſavon, dégraiſſe & blanchit les ouvrages de laine, comme, par exemple, une couverture de lit, dont nous l'en avons fait frotter, & qui s'eſt trouvé auſſi décraſſée & auſſi blanchie que ſi on ſe fût ſervi d'un vrai ſavon. C'eſt pour cette raiſon que le petit peuple en venoit chercher en ce tems-là, pour en uſer au lieu & place de ſavon; ce qui nous détermina alors à faire l'épreuve ſuſdite. Je penſerois même qu'elle pourroit être ferru-

gineufe, parce que non-feule-
ment nous avons vu plufieurs
fois que la rigole par où l'Eau
Minérale s'échappe étoit enduite
d'un dépôt ou fédiment jaunâtre ; mais encore parce que les
tuiles qui fe fabriquent de cette
terre dans notre ville & aux environs, font tachées pour la plus
grande partie de marques noirâ-
tres, qu'on appelle marques de
fer ; ce que nous certifions véri-
table. En foi de quoi, avons délivré le préfent pour fervir &
valoir en tems & lieu, ce que
de raifon, ce dix-huit Juillet mil
fept cent foixante-un.

LE COQ.

VISITE DES FONTAINES DE MERLANGE.

Copie du Procès-verbal de ladite Visite.

Du 20 Octobre 1761.

CE JOUR D'HUI Mardi vingt Octobre mil sept cent soixante-un, huit heures du matin, Nous Jacques-Barthelemi Edme Piot, Sieur de Champrond, Avocat en Parlement, Prévôt & Juge ordinaire, civil, criminel & de Police, & garde-scel de la Justice & Prévôté de Saint-Germain Laval, & Laval Saint-Germain & dépendances, pour S. A.

Séréniffime Monfeigneur Louis
DE BOURBON, Comte de Cler-
mont, Prince du Sang, Pair de
France, Gouverneur & Lieute-
nant-Général pour le Roi, des
Provinces de Brie & Champagne, Abbé Commendataire de
l'Abbaie Royale de Saint-Germain des Prez-lez-Paris, & en
cette qualité d'Abbé, Seigneur
defdits lieux de Saint-Germain
Laval, & Laval Saint Germain,
Efmant, Samoreau, & autres
lieux. Sur le requis de M^e. Jean-
Louis Jauvet, Procureur en cette
Prévôté, & du fieur Jacques
Tondu de Nangis, Marchand,
demeurant à Paris, rue des Vieilles-Etuves-Saint-Martin, Paroif-
fe Saint-Nicolas des Champs;

Nous sommes , en exécution de
notre Ordonnance du 17 présent
mois , étant au bas de la Requête
à Nous présentée par ledit Tondu , demeurée annexée à ces pré-
fentes , nous sommes transportés
avec le Procureur-Fiscal de cette
Justice , M^e. Claude-Jean Gueffier notre Greffier ordinaire , &
ledit M^e. Jauvet , en une piéce
de six arpens de Prés , entourée
de haies vives & foffés , située
fur cette Seigneurie au lieu dit
Merlange , en laquelle piéce
font plusieurs plans d'arbres &
une maison , tenant la totalité
dudit héritage , d'un long du
midi , à M. Micault Darvelai &
à M. Girard , repréfentant M.
le Préfident Chineau , d'autre

du Septentrion au chemin de
Montereau à Garde-Loup, d'un
bout du levant fur les enfans
du fieur Fleuri Moreau, & d'autre du couchant fur l'ancien
chemin de Montereau à Nangis, à l'effet de dreffer Procès-
verbal de la fituation & de l'état
de la feconde des deux fontaines défignées en ladite Requête, étant toutes deux dans ledit
héritage, & de conftater, s'il
eft poffible, que les eaux de la
feconde fontaine font des eaux
vives; & étant parvenus dans
ledit héritage, avons remarqué
qu'il y a en effet deux fontaines, l'une d'une étendue affez
grande, de figure quarrée, &
l'autre beaucoup plus petite,

de figure oblongue , étant proche & au couchant, tirant au
nord de la premiere. Après
avoir mefuré ladite derniere
fontaine à la furface de l'eau
qui s'y eft trouvé fort claire ,
nous avons reconnu qu'elle a
quatre pied de large , mefure
prife du levant au couchant ; &
dans la partie la plus étendue ,
fix pieds de long , mefure prife
du midi au nord, & dix - huit
pouces de profondeur dans la
partie la plus profonde. Après
avoir auffi fait vuider ladite fontaine au point qu'il n'y eft refté
qu'un pouce d'eau dans la partie
la plus profonde , n'ayant pas
été poffible de la tarir , attendu
le produit de fes fources ; Nous

C iv

avons encore remarqué que lef-
dites fources font au nombre
de trois, à l'extrêmité fepten-
trionale de ladite fontaine, que
leurs eaux paroiffent auffi venir
dudit côté du feptentrion, qu'elles font très-claires, & qu'elles
fourniffent fi abondamment,
qu'en quinze minutes ladite fontaine s'eft trouvée au même
niveau d'eau qu'elle étoit avant
que nous l'euffions fait vuider ;
ce que nous avons exactement
vérifié, une montre à la main.
Toutes lefquelles circonftances
nous font préfumer que les eaux
de cette fontaine font des eaux
vives & non de gouttes, joint
d'ailleurs qu'il eft de notre con-
noiffance que ladite fontaine eft,

ainſi que la premiere, d'ancienneté dans ledit héritage, & qu'il
eſt de notoriété publique que
celle dont il s'agit ne tarit jamais, & que dans les tems les
plus ſecs elle eſt toujours au
même état d'eau que nous l'a-
vons trouvée ; ce qui nous a été
préſentement atteſté par Me. Simon le Coq, Avocat en Parlement, Conſeiller du Roi, Contrôleur au Grenier à Sel de Montereau, y demeurant ; ainſi que
par le ſieur Thomas Taupin,
Entrepreneur de bâtimens, &
Claude-François Gautin, ma-
nouvrier, demeurant auſſi audit
Montereau, tous trois préſens à
ce que deſſus, & qui ont fait
les mêmes remarques que nous,

ledit Procureur-Fiscal & notre Greffier.

Dont & de quoi nous avons fait rédiger ce présent Procès-verbal , pour servir & valoir ce que de raison audit sieur Tondu ; ledit M^e. le Coq & ledit sieur Taupin ont signé avec nous, ledit Procureur - Fiscal , notre Greffier , & ledit M^e. Jauvet sur la minute des présentes ; & quant audit Gautin , il a déclaré ne sçavoir écrire ni signer de ce interpellé , lesdits jour & an.

Suit la teneur desdites Requêtes & Ordonnances.

REQUÊTE

Du Propriétaire des Eaux Minérales de Merlange, à Monsieur le Prévôt de Saint-Germain-Laval, & Laval-Saint-Germain.

SUPPLIE humblement Jacques Tondu de Nangis, Marchand, demeurant à Paris, rue des Vieilles-Etuves-Saint-Martin, Paroisse S. Nicolas des Champs.

Disant qu'il lui appartient une piéce de six arpens de Prés, entourée de haies vives & fossés, située sur cette Seigneurie de Saint-Germain Laval au lieu dit Merlange, dans laquelle sont plusieurs plans d'arbres &

une maison, tenant la totalité dudit héritage, d'un long du midi à M. Darvelai & à M. Girard, représentant M. le Président Chineau; d'autre du septentrion au chemin de Montereau à Garde - Loup; d'un bout du levant sur les enfans Moreau, & d'autre du couchant sur l'ancien chemin de Nangis.

Qu'il y a aussi dans cet héritage, & de toute ancienneté, deux fontaines, l'une d'une assez grande étendue, figure quarrée, & l'autre beaucoup plus petite, de figure oblongue, étant proche & au couchant de la première tirant au nord. Et comme le Suppliant a été inf-

truit que les eaux de cette derniere fontaine font minérales
& ont différentes propriétés ;
& qu'elles ont été trouvées telles
par l'analyfe qui en a été faite,
& après différentes expériences; il a intérêt qu'il foit conf-
taté que ces eaux font des eaux
vives , pour quoi il a l'honneur
de vous donner la préfente Requête ;

A ce qu'il vous plaife, Mon-
fieur , vous tranfporter le jour
que vous voudrez indiquer avec
le Procureur - Fifcal de cette
Juftice , & votre Greffier , en
l'héritage ci - deffus défigné,
pour y dreffer Procès-verbal de
la fituation & de l'état de ladite
derniere fontaine , & conftater

que les eaux d'icelles font des eaux vives, & vous ferez bien, figné Jauvet, Procureur, avec parafe. Au bas eft écrit, Nous ordonnons que nous nous tranf-porterons avec le Procureur-Fif-cal & notre Greffier ordinaire, Mardi prochain vingt du pré-fent mois, en l'héritage men-tionné en la préfente Requête ; à l'effet d'y dreffer Procès-verbal de la fituation & de l'état de la feconde des deux fontaines dé-fignées en la préfente Requête, & de conftater, s'il eft poffible, que les eaux de ladite feconde fontaine font des eaux vives. DONNÉ ce dix-fept Octobre 1761. *Signé*, PIOT. *Et plus bas*, GUEFFIER, *avec parafe.*

EXTRAIT

Du Journal des Sçavans, pour le mois de Février 1762, concernant les Eaux Minérales de Merlange.

ANALYSE

Des Eaux Minérales de Merlange, près la Ville de Montereau-faut-Yonne.

Si les effets des Eaux, dont on annonce aujourd'hui la découverte, répondent aux idées & aux espérances que nous en donnent les principes qu'elles contiennent, on ne peut disconvenir qu'elles ne soient propres & efficaces pour un grand nombre de maladies, contre lesquelles on

alloit chercher des fecours fort-
loin.

La fontaine qui les fournit eft
fituée aux environs de plufieurs
carrieres de pierres à chaux &
de terres graffes dont on fabrique dans le pays beaucoup de
poterie, tuiles, carreaux & briques. Cette terre étant ufée en
guife de favon, dégraiffe & blanchit les ouvrages de laine. Plufieurs perfonnes qui ont bu des
Eaux de cette fontaine, s'en
étant bien trouvées, & la fontaine ayant même une forte de
réputation dans les environs,
fans qu'on fpécifiât pour quelle
maladie précifément fes Eaux
étoient bonnes, le propriétaire
a cru devoir en faire conftater

la

la nature , ainſi qu'en aſſigner
les uſages. Il a donc préſenté
Requête à la Faculté de Médecine de Paris, la ſuppliant de
nommer à cet effet des Commiſſaires qui ſe tranſportaſſent ſur
les lieux, examinaſſent ces Eaux,
en fiſſent l'analyſe & en donnaſ-
ſent leur rapport. La Faculté
qui ne néglige jamais rien de ce
qui intéreſſe la conſervation &
la ſanté des Citoyens, a auſſi-
tôt député trois de ſes Docteurs,
MM. Cantwel & Hériſſant, tous
deux Profeſſeurs de Pharmacie
Chimique & Galénique, & M.
de la Riviere, le jeune, qui a
fait une étude ſérieuſe de la Chi-
mie.

    MM. les Commiſſaires de la

D

[42]

Faculté, en conféquence du Décret de leur Compagnie, fe font tranfportés le 29 Mai à Merlange.

Et voici comme ils fe font exprimés dans le compte qu'ils ont rendu de leur commiſſion ; nous tranfcrivons ici la plus grande partie de leur rapport :

Nous Commiſſaires nommés par la Faculté, nous fommes tranfportés le 29 Mai 1761, à Merlange, près de la Ville de Montereau-faut-Yonne, dans le deſſein d'y examiner une fource d'eau, qui depuis long-tems (dit-on) paſſe dans les environs pour avoir la vertu purgative.

Ce pays eſt riant & fertile ; l'air y eſt fain & la vue en eſt charmante. Il eſt ſitué dans une gorge commandée par une montagne au midi, & par un monticule aſſez conſidérable, qui forme à ſurface une grande plaine au nord, &c. &c. &c.

La Faculté a fait délivrer à M. de Nangis, Propriétaire de ladite Eau Minérale, copie, tant de l'analyſe & du rapport que de ſon jugement; elle l'a revêtu de ſon Sceau & a donné permiſſion au ſieur de Nangis d'en faire tel uſage qu'il aviſera bon être.

On ne peut diſconvenir que ces eaux méritent qu'on en faſſe des eſſais; le jugement d'une Compagnie, telle que la Faculté de Médecine de Paris, en même tems qu'il doit donner aux malades la plus grande confiance dans ce fecours , doit auffi engager les Médecins à faire ufage de ces Eaux. Il eft à fouhaiter qu'elles ne foient d'abord adminiftrées que par des perfonnes éclairées, & fans prévention ; faute de ces attentions , nous ne voyons que trop fouvent arriver que des remédes excellens tombent dans le difcrédit. Le Sr de Nangis propofe fimplemenr fes Eaux fans rien dire de leurs qualités, & il les propofe d'après le jugement d'une Compagnie compétente ; l'analyfe prononce en leur faveur ; mais ce n'eft rien, fi elles n'ont pour elles des expériences , & des expériencès fai-

tes par des personnes capables
de mériter la confiance du Public, & qui jouissent de l'estime
des gens de l'Art. On connoît
l'empressement des Médecins de
la Faculté à vérifier les remedes
nouveaux ; ainsi nous devons
nous attendre à sçavoir dans peu
le rang que nous devrons assi-
gner à ces Eaux quant à leurs
vertus Médicinales.

QUÆSTIO MEDICA,

Quodlibetariis disputationibus mane discutienda, in Scholis Medicorum, die Jovis vigesimâ-primâ mensis Novembris, Anno Domini M.DCC.LXV.

M. Francisco-Felicitate Cochu, Doctore Medico, Præside.

Num Chronicis, Aquæ Minerales vulgo DE MERLANGE ?

I.

CHRONICA vero νοσήματα ea sunt in quibus nonnisi longo post tempore vel e medio tollitur æger, vel ad pristinam restituitur εὐεξίαν. Quos affligunt

ita misere vivunt, ut vita eo-
rum nihil miserius. Ideo tantum
ætatem trahere videntur, ut
jugi tormento, ripas Acheron-
tis perpeti quodam quasi tactu
lambere cogantur. Utque horumce veritas melius illucescat,
adeunda sunt Nosodochia, &
nunc illius habitum licebit inspicere cujus pulmonales fibras
infarciunt tubercula cruda. Ge-
næ pallore eburneæ, marcentes
oculi fronti striatæ submissi, lapsa
genua, nares languidæ assiduo
pulsu tussedinis, hiulcæ quies
turbida, & suspiritus cruciatus
tarditate vehementior, & tamen
eheu! optatæ vix datur mortis
copia. Sæva enim mors miseros
illudit, & quæ renuentem sæpe

faepius occupat, annuentem
nunc effugit. Illic videbis non
minori ardore Proserpinæ limi-
na profequentes, quorum per
totam hepatis fubftantiam ob-
ftruuntur canales biliferi. Horum
luror deformis, acies oculorum
torva, facies buxea, fitis Tan-
talea, corpus macie defœda-
tum, totum corium arens &
aridum, fatum lentiori ferpens
gradu incufant unaquaque ho-
rula. Sed & illorum quibus pec-
tus infcendit cæca libido, fuf-
citavitque venereos arare fulcos
arvo fyphilideo, aut thyrfum
pangere in mephitico hortulo.
Ora puftulis deformata, frons
ut ita dicam cornubus exafpe-
rata, ronchus femierofo palato
raucus,

raucus, membra ulceribus li-
quantia, hæ sunt prostibuli pœ-
næ, quæ hominem etiam ad
orcum ducerent, si quæ tulit
mala Venus irata, ea relevare
displiceret Mercurio. Neque de
scorbuticis tacebo qui vibicibus
livedinis totam cutem depicti,
cruento sero gingivas madidi,
ὀστεοκόπῳ dolore semper obsessi,
quo lentiori, eo etiam certiori
passu ad interitum ruunt. Verum
quid ego de calculo laboranti-
bus, qui meiendi desiderio perpetim vexati, quoties accedunt
ad matulam, magnis nixibus &
corpore pene in orbem revo-
luto, lachrymas ut plurimum
habent pro lotio? Quid de no-
dosa arthritide, quid de paralysi,

E

epilepfia, melancholia, quid tandem de his fequioris fexus diuturnis morbis quorum omnium defcriptio longiorem certe paginæ modum poftularet. Hos omnes morbos fiftere, lenire, curare, opus Medici. Sunt autem ubi quibuflibet indifcriminatim remediis non utendum; ubi a mochlicis abftinendum, adhibenda mitiora. Ex Medicorum enim omnium confenfu, non pauci extant chronici, incantamentis ut ita dicam potius demulcendi, quam irritamentis debellandi. Tunc non aperto marte gradiendum, fed infidiis vincendum. Hinc quoque ex Medicorum confilio, omnem operam collocare debent ægri iftiufmo-

di, in aëre mutando, alimentis
rite feligendis, exercitio recte
capeffendo, non diutius exacer-
bandis vigiliis, fomno non nimis protrahendo, refrænandis
animi pathematibus, non reti-
nendis quæ debent eliminari,
non excernendis quæ intra fan-
guinis alveum refufa ad fanita-
tatem conferre valent. Quædam
etiam ex medicamentorum cen-
fu tunc temporis non male com-
petunt, fed lenia & ut plurimum a natura præparata & com-
monftrata. Inter auxilia ex hac
poftrema claffe mutuanda, va-
riæ eminent variarum regionum
Aquæ Minerales, quarum levio-
ribus & fubtilioribus principiis
præditæ, cæteris anteponendæ

veniunt , exquisite tamen ha-
bita ratione mineralium quibus
prægnant. Nunc enim martiales,
nunc calcariæ ; aliis lutulentæ,
aliis limpidæ ; quibufdam in modum balnei , cæteris vero pro-
pinatæ congruunt : plurimis autem eæ de quibus nunc eft fermo (1) ; quod quidem evincere
conabimur poftquam de chronicorum caufis quantum potis
erit, brevibus in paragrapho fe-
quenti actum fuerit (2).

(1.) Ut fit noftra Thefis extra aleam,
faltem quoad iftud , Aquæ Minerales dicuntur eæ quæ aliquam infignem proprie-
tatem præter aquam vulgarem habent.
Varenii Geograph. p. 189 , *edit. Neuton.*
Porro hæ dotes demonftrabuntur de aquis
de Merlange , in §§ III & IV.

(2) Cum receptam vulgo Thefium

II.

DIUTINORUM morborum ansam præbent causæ cum internæ, tum externæ. De postremis omittemus, utpotè quæ raro tolli omnino queunt. Quo enim modo sanandæ istæ cerebri affectiones quæ ortum repetunt a prava cranii figura, sive

formam respuere videretur quæstio disputationi hodiernæ subjecta, proposito meo satisfacturum putavi, si argumenta desumerem 1°. a charactere morborum quibus sanandis aptæ videntur & idoneæ aquæ *de Merlange*, 2°. ex analysi earumdem aquarum, 3°. tandem ex observationibus quas mihi suggerere ne utiquam dubitaverunt Medici famigeratissimi, quibus propter istud beneficii maximas gratias in æternum meminero.

E iij

illud in partu difficili obstetri-
cum imperitia a rotunditate sua
pressula deflexerit, sive in vitæ
curriculo ab ictibus vel aliis de
causis depressionem aliquam
passum fuerit ? Quænam erit
medela adversus ista viscerum
thoracicorum aut abdominalium vitia quæ originem acce-
perunt a muris illis æneis quibus tenellæ in infantia costarum
crates incarcerantur crudeli pa-
rentum studio ? Talia genuere
mores, contra mores quid Medicina valet ? Causæ chronicorum internæ sunt vel remotæ,
vel proximæ. De remotis adhucdum inter Medicos ambigi-
tur, utrum repetendæ sint a soli-
dis an a fluidis ? Melius forsan ex

utrifque repeterentur (3). Proximæ ad mentem Boërhaavii fe-

(3) Memini legiffe in quodam libro, cui titulus erat *Lufus Mathematici*, problema quod fic fe habebat: *Si fphæra per foramen nequeat tranfire, culpandumne foramen, aut culpanda fphæra?* Si refponderetur, *culpandum foramen*, tunc fubfumebatur: Si fphæra minor evaderet, foret certe foramen tranfitu facilé. Si écontra *culpandam effe fphœram*, tale erat refponfum: Si majori foramine donaretur tabulatum, dic fodes, fphœræne denegaretur aditus? Idem ferme objiceretur iis qui differunt de chronicorum caufa primaria, & tale proponi quiret ænigma: *Sunt-ne fluida chronicorum fontes, vel folida?* Si dixeris *fluida*, fubfumetur: Si fibrarum textura effet rectius ordinata, ad meliorem libellam componerentur fluida. Dicas vice verfa a *folidis* originem ducere chronica, & refpondebitur: Si munere

quentia funto: vitia nempe fen-
fim in liquoribus adorta , vel
acuta minus bene fanata. Multi-
mode autem vitiari poffunt hu-
mores noftri corporis, nunc acido , nunc auftero , nunc acri,
pingui aromatico, pingui inerti,
falfedine muriatica, alkali, glu-

fuo rite defungerentur fluida, rectius fane
ordinarentur folida. Quot igitur dubia
adhucdum manent in medicina ! quot
velamina ! Et jam dicas recentiorem Me-
dicinam effe præftantiorem veteri ? Non
mehercle. Nihil aut admodum parum pro-
fecimus. Evolve veterum fcripta qui ftas
pro neotericis, & tunc facile ferre poteris
judicium. Sed iftæ difputationes iis relin-
quendæ funt quibus in mufæis fuis licet
damnofam confumere diem in extrican-
dis minimis. Nos vero ad utiliora diri-
gamus iter.

tinofo. Longior certe extende-
retur fermo, fi has omnes cau-
fas enucleare ferret animus. Ut
igitur intelligi queant aquarum
mineralium *de Merlange* virtus
& operandi modus, fufficiat leviter pertingere qua ratione iftæ
chronicas affectiones parere valeant. Apud omnes habetur in
confeffo eo tendere iftorum na-
turam, ut vel conftringantur vafa, vel erodantur vafcula, inf-
piffentur lymphæ latices, fan-
guinea moles diffolvatur, vel
tandem ut quædam ex mox re-
cenfitis connubia ineuntia, jun-
&tis viribus machinam corporis
oppugnent. Plurimas ex his fo-
bolefcere obftructiones five præ-
ludat inflammatio, five non,

extra omne dubium ponitur.
Pro tamen varia variorum vifcerum debilitate, illa præ aliis
plectuntur. Nunc enim per totum jecur biliarii ftrangulantur
pori, bilis in fecretione moras
fufcipiens fpiffefcit difflato per
mæandros vehiculo, incruftan-
tur lapidea mole canales, paulatim ferpit in dies malum, ob-
ftructifque demum cunctis fori-
nis, brevi cedit hepar in maffam
fchirrodeam, quæ eo difficilius
medelis obtemperat, quo peni-
tiores morbus & antiquiores egit
radices. Hunc igitur aggredere
dum primis elementis omnem
fævitiem nondum induit, dum-
que nutritur imbecillis adhuc
ignis viribus. Aliquoties primæ

digeſtionis organa impetunt; rabiem ſuam exerunt in glandulas quibus referuntur officinæ chilopoïeticæ, quam ni propriis remediis edomes, paritur glandularum obſtructio, oppeſſulantur lactæorum oſtiola, languet nutritio, ad miſeram maciem deformatur æger pene alius lurore, pedatimque jam non homo ſed larvale ſimulachrum, amicis ſuis æternum vale dicere cogitur. Multoties etiam harumce cauſarum victima cæditur pulmo, præſertim in iis quibus vel hereditaria debilitas, vel rerum non naturalium abuſus tabem minitantur. Hinc pulmonis tubercula cruda; hinc ſchirri; edacia ulcera; febres hecticæ; hinc de

mum poftquam completis igne
vefano totis præcordiis ifthæc
fymptomata immodice debac-
chata fuerunt, ad plures migra-
tio. Neque plura narranda funt
de generatione calculi & de morbis vifcerum uropoeiorum, po-
dagra, fcorbuto & aliis id genus.
Quia enim longum eft ut jam
diximus omnia perfequi, lectori-
bus tenorem damus cætera fen-
tiendi.

Quoad vero vitia ab acutis
male fanatis relicta, non difficile eft conceptu quomodo dum
v. g. occipit hepatitis, dum primus morbi infultus comitem
fibi adjungit febrem, dolorem
circa hepatis confinia, croceum-
que colorem per ægri membra

late diffusum (4), si tunc temporis opportuna non adhi-
beantur remedia aut parcatur
venæ - sectionibus , diluentibus
&c. pro indicatione , non ,
inquam, difficile est conceptu
quomodo his in circumstantiis,
inflammatæ & obstructæ jecinoris partes vel indurescant , vel
ad suppurationem vergant : unde diriores aguntur inposterum
tragœdiæ , tandemque consum-

(4) Symptomata cuncta quibus hepatitis sese prodit, nimis arduum foret de-
lineare. Neque etiam talia tulit animus.
Pro enim variis jecinoris partibus quas
obsidere potest inflammatio , exurgunt
aliæ symptomatum catervæ , nunc per
idiopathiam, nunc per sympathiam sive con-
sensum. Idem intelligendum est de cæteris
morbis in quorum mentionem hic & illic in-
cidimus,

matur vitæ fabula. Similiter &
in abdominalium viscerum in-
flammationibus, in quibus sæpe
sæpius intempestiva drasticorum
adhibitione, morbus adaugetur,
nedum curetur. Quod enim
oleum flammæ, quod sulphur
incendio, quod flagellum furiæ,
hæc morbi sævitiæ nutrimento
faciunt. Idem fere dicas de cæteris quibuslibet acutis. Nos vero postquam de aquarum *de Merlange* analysi tum spontanea tum
artificiali disseruerimus, nostrum
erit indicare qua virtute acida
domando, pinguia & glutinosa
diluendo, &c. ostructiones re-
ferent, ægrorum dolores & tor-
mina sedent, sicque chronicis
lenimen afferre satagant,

III.

Juxta Monasteriolum Senonum est quidam campus, nomine *Merlange*, quem ambit aër nitidus, circumdant umbræ nemorum, cingunt colles amœni irrotant latices salutiferi. Hujusce loci lymphæ, nostræ Theseos argumentum. Versus infimum clivuli cujus in roscidas cespites cacumen definit, qua parte medium spectat solis iter, ibi terra imitus dehiscente, genuina scrobs efformatur ad instar putei. Per hujus vero putei patorem, fons vividus blando scaturire fluxu, in lenem sese undam sensim vibrare, ac mox cisterna quadrata arte confecta ex-

cipi per rivulum quem diceres
argento vel vitro similem (5).
Hujus fontis aqua visu limpidis-
sima, odoratus organa nullate-
nus afficit (6). Ore. degustata,
prorsus insipida est, nisi aquam

(5) Dum fieret prima analysis aquarum *de Merlange*, a Saluberr. Facultatis
Doctoribus, nudo campo saliebant aquæ;
nunc vero concha quadrata lapidibus ficta
coercentur, & ubi ad quamdam altitudi-
nem adscenderunt, ope ductus fictilis du-
cuntur in alteram concham priori similem, adeo ut semper limpidæ & ab omni
luto alienæ possunt hauriri. Hoc totum
muris circumdatur, a malevolorum sicque
insidiis defenditur.

(6) Nullum omnino aërem elasticum
continent, quod experiri per se quisque
poterit, si velit aquas nostras in lagena
vitrea succutere occluso ope pollicis ros-

sapone

sapone leviter imbutam velis dicere sapidam. Aqua stillatitia, pluviatili & etiam fluviatili gravior apparet (7). Eam cum acidis mineralibus & vegetabilibus experiri lubuit : neque ullum effervescentiæ signum detegere potuimus, nisi gracilissimas cum oleo vitrioli bullulas, quæ etiam vi acidi forsan adscribendæ sunt. Guttis aliquot solutionis alkali

tro : nullus tunc audiendus est sibilus. Hinc etiam evectu nihil deperdunt.

(7) Difficile est admodum gravitatem specificam liquorum calculo subjicere. Itaque in ponderanda aqua *de Merlange* Hydrometro usi fuimus. In aqua stillatitia, stabat ad gradum 35 $\frac{2}{3}$. & in aquis nostris ad 34. Notandum est gravitates specificas liquorum tali artificio compara-

F

(8) mixta, lactis colorem retu-
lit, & paucis post horis vitrei-

tas, esse in ratione inversa altitudinis
instrumenti.

(8) Quanquam ad hodiernam quæs-
tionem minime pertineat præsens annota-
tio, attamen ut talia scribendi fortasse
nullus mihi amplius concedetur locus,
dicam breviter mihi videri Etymologistas
in errore versari circa vocem *Alkali*, quam
fingunt originem ducere ex articulo Ara-
bico جال *al*, & verbo قَلَيْ *kalion*.
Ego semper opinatus sum *Alkali* nomen
habere ex voce Arabica قَلَيْ & Græca
ἅλς *Sal*. Ut vox قَلَيْ (a قَلَبَ
coxit in sartagine) Arabibus idem sonat
ac nobis *Cinis qui ex Salicornia*, aut aliis
similibus combustis *oritur*, mihi verosi-
mile videtur genitivo hujus vocis قَلَيْ
kalin, conjunctum fuisse verbum Græ-

vasis lateribus & fundo adhære-
bat sedimentum album & tactu

cum ἅλς (quo indigitatur Sal marinum
κατ' ἐξοχὴν, generice vero omne sal) ut
uno verbo exprimeretur sal illud quod
lixivio extrahitur e cineribus Salicorniæ ,
& similium. Inde patet quam male deno-
minatum fuerit *Alkali Volatile* sal illud
quod eruitur ex sale Ammoniaco, &c.
cum nullam connectionem habeat cum
sale cinerum Salicorniæ , nisi quia bellum
assiduum gerat cum Acidis. Sunt innumera
in chemicis nomina quæ permutanda fo-
rent , ut erroris ansa omnino tolleretur,
artisque elementa redderentur faciliora.
Optandum foret ut quidam Chemistæ in
se hujus permutationis partes susciperent,
& in denominandis chemicis , eamdem
sequerentur viam , quam celeberrimus
Linnæus patefecit primus in botanicis.
Tunc nomina chemicorum eruerentur ex
visceribus rei , non vero ex suis correla-
tionibus , ex inventorum nomine , ex

pingue, quale aquarum argillo-
farum.

Idem evenit cum spiritu salis
Ammoniaci ope calcis præpara-
ti, sed color paulo intensior,
sedimentum copia majus.

Cum solutione argenti in acido nitri, color idem, præcipitatum album.

Idem cum solutione plumbi
in aceto stillatitio, vel salis Sa-
turni in aqua stillatitia.

Cum solutione aluminis in
aqua stillatitia, nihil.

Cum solutione Mercurii in
acido nitri, nubeculæ, præcipitatum subflavum.

vocibus barbaris, &c. quod opus buccina
dignum, tyronibus foret perutile, omni-
busque certe Medicis gratissimum.

Cum lacte mixta, coagulum nullum.

Saponem breviſſime & accuratiſſime ſolvunt aquæ *de Merlange*.

Ex gallis, tincturam badiam extrahunt.

Ex granis Rhuis, tincturam primo ſubfuſcam, mox atrovirentem.

Ex lignis Indicis, punicantem.

Ex Rheo, atroflavam.

Ex violis demum, virentem.

Animadvertendum etiam nullum per ſe ſedimentum exhibere aquas *de Merlange*. Per menſes duodeviginti in vaſibus vitreis ſervatæ fuerunt : expectabatur ſedimentum, ſed incaſſum.

ANALYSIS.

Spontanea. Circa latera con-
charum in quibus excipiuntur,
incruſtationes quædam reperiun-
tur, ad modum Stalactitum quæ
deprehenduntur in cryptis qui-
buſdam. Hi lapides aquæi iiſ-
dem pregnant principiis quibus
aquæ (9). Antequam etiam muris circumcingerentur fontes, in
locis quos alluebant, ripæ co-
lore quodam flavo tingebantur,

(9) Facilius etiam in his lapidibus
deprehenditur ferrum, quam in aquis. Si
enim hæ incruſtationes in pulverem redi-
gantur, & in aqua ſtillatitia mittantur,
hujus aquæ colatura cum gallis mixta,
exhibet quantocius coagulum & colorem
intenſe nigrum.

de quo confulatur Analyfis a
faluberrimæ Facultatis Doctoribus inftituta (10).

Artificialis. Ex congiis quatuor aquæ *de Merlange*, in far-
tagine fictili & encaufta, igne
leni vaporatis, elicitum fuit re-
fiduum falino-terreum drachma-
rum fex & grani unius pondere (11). Pars hujus refidui

(10) *Analyfe des Eaux Minérales de
Merlange, par MM.* CANTWELL, HERIS-
SANT, DE LA RIVIERE *le jeune, Docteurs-
régens de la Faculté de Paris,* pag. 12.

(11) Non poffum tamen non fateri
quod res eft : ex congiis quinque aquæ
de Merlange, quinque tantum drachmas
cum dimidia falino-terrei refidui elicere
quivi, quamvis igne leniffimo vaporarent.
Hanc principiorum inopiam aut meæ ope-
rationis cum analyfi a Doctoribus Salu-

pulverulenti in acidis solutum
fuit cum effervescentia. Pars
in aqua stillatitia soluta, cum
alkali & spiritu salis Ammoniaci
exhibuit præcipitatum album &
unguinosum quod magnam simi-
litudinem habebat cum terra in
aqua calcis contenta (12). Li-
xivia hujus residui, colatione &

Berr. Facult. instituta discrepantiam, tri-
bui varietati tempestatum anni in quibus
operati fuimus. Doctores supradicti ope-
rationem suam instituebant in mense De-
cembri, cum fons principiis uberioribus
scatebat, ego autem circa finem Julii,
quo tempore languent fontes ferme omnes soterii. Porro lectorem monitum ve-
lim congium unum æquipollere libris vij
codicis Medic. Parif. & capere sextarios
vj, heminas vero xij.

(12) *Analyse, &c.* p. 19.

vaporatione,

vaporatione, apparuit sal quidam neuter, sali Glauberiano
sat similis, sed majori pollens
amaritudine, aëri libero efflo-
rescens & in catino fusibilis ad
instar ejusdem salis Glauberii.
Si huic sali instillentur guttæ
acidi vitriolici concentrati, fu-
mos edit albidos & olentes, quales sal marinus. Solutio hujusce
salis in aqua stillatitia, solutum mercurium in acido nitri
præcipitat in pulverem subflavum (13): alkalicis liquoribus
mixta exhibet præcipitatum album & terreum. Tandem si pars
residui salino-terrei de quo supra, solvatur in aqua stillatitia
& misceatur infusis nucum gal-

(13) *Idem*, p. 21.

G

larum & Rhuis, mixtio nigricat.
Cætera vide cum in analysi a
Saluberr. Facultatis Doctoribus
instituta, tum in nota (14).

(14) Sal in aquis *de Merlange* con-
tentus habet aliquid singularis. Videtur
componi ex duobus salibus insimul chryf-
tallisatis, quorum alter formatur ex acido
vitriolico & basi salis marini, alter ex acido
salis marini & basi terrea. Ut facilius &
commodius istius salis chryftallos inspicere
quirem, guttam unam solutionis ejus mi-
croscopio perlustrare libuit. Vaporata illa
gutta exhibuit chryftallos exiles, oblon-
gas, pellucidas, aciculis similes, ex utro-
que latere sensim in mucronem desinen-
tes, quales memini olim vidisse expressas
in observationibus Lewenhoeckii de sale
in calce lapidea, n.° 12. fig. *A.* (*Ana-
tomia, feu Interiora rerum, &c. ab Anto-
nio Lewenhoeck. Lugd. Bat.* 1687 *in-*4.°
pag. 137.) Chryftallos alias videre erat

Tentavimus etiam num in refi-
duis aliquales ferri particulæ
magnete se proderent, quod nun-
quam accidit (15).

quæ ad inftar litteræ X infimul per paria
jungebantur. Aliarum denique compages
foliorum cichoraceorum ad invicem per
bafim oppofitorum imaginem æmulabatur.
Chryftalli hujufce falis conftanter exilio-
res erant chryftallis falis Glauberii eadem
arte exploratis. Num penderent effectus
falium in corpore humano, à varia chryf-
tallorum fuarum figura & exilitate? ..
De aqua refidua & in chryftallos cogi
indocili, Conf. *Analyfe*, *&c.* p. 23.

(15) Ne in errorem me duceret ali-
qualis humiditas polis magneticis aliquoties adhærens, qua pulvis refiduorum
attractionem mentiri potuiffet, hæc refidua
exploravi acu magnetica; neque ullum
deviationis fignum deprehendere potui.
Unde concludere eft ferrum in aquis

I V.

Ex experimentis & analyſi modo recenſitis, oppido liquet aquas minerales *de Merlange*, militare in numero aquarum quæ nomine *Neutrarum calcarearum* noſcuntur (16), quarum

noſtris, eſſe in ſtatu perfecte diviſo, ſimul & minori copia.

(16) De Aquarum Mineralium diviſione, quidquid ibi deſideretur, tamen tacuimus. Rectam enim fontium ſoteriorum diviſionem inſtituere, ſupra captum mentis humanæ credimus. Enimvero natura hic & ubique ſaltus non agnoſcit; ſed veluti peritus ſidium modulator qui ab una modulatione in alteram adſcendit gradatim abſque ulla fere auditorum perceptione, ita & natura a genere in aliud genus ſenſim ſine ſenſu diffluit, adeo ut

lymphæ admixta sibi habent sa-
lem neutrum, ferri paululum &
terram calcaream tenuissime dif-
pertitam. Hinc earum vires &
operandi modum eruere, non
erit difficile.

I. Itaque ut a ventriculi vitiis
ordiamur, utpote e quibus ut
plurimum pendent alia chronica, non raro stomachus & vifcera chylopoïetica acidis tur-
gere deprehenduntur, quo in
cafu omnes fere affumpti cibi
acidam indolem nancifcuntur.
Calore interno quafi uruntur

certi cujufcumque generis limites neuti-
quam reperiri queant. Verum in denominandis aquis noftris, methodum v. g.
Wallerii, in Hydrologia fua delineatam,
fecuti fuimus.

præcordia : alvus stringitur : lac coagulatur in primis viis : borborygmis, colicis doloribus cruciantur ægri, cæterifque abdominis torminibus. Hæc si diutius indebellata relinquantur, chylus ipse in tali officina confectus hujus acidi fit particeps, & ut cæteri corporis humani liquores primam indolem chylo communicatam retinent, qui latices machinam humanam alluendi sunt rore benigno, leni, balfamico, acidi rudimenta fecum evehent ; conftringentur vel etiam erodentur vafcula & nedum vergat ad incrementum corporis ciborum affumptio, e contra cedet in animalis per

niciem (17). Porro prima isthæc
morbi elementa debellare aquas

(17) Innafci in fanguine ἢ ὀξὺ, acidum quid, etiam divo Seni notum erat.
Scribit enim in libro *de veteri Medicina*,
Ἔνι γὰρ ἐν ἀνθρώπῳ, καὶ πικρόν· καὶ ἁλμυρόν· καὶ
γλυκύ· καὶ ὀξύ· καὶ στρυφνόν· καὶ πλαδαρόν· καὶ ἄλλα
μυρία παντοίας δυνάμιας ἔχοντα, πλῆθός τε καὶ
ἰσχύν. Ταῦτα μὲν μεμιγμένα καὶ κεκρημένα... &c.
Ἱπποκράτους τῶν βιβλία ἅπαντα. Bafilea, 1738,
p. 8, lin. 34. Quot vero pariat incommoda
ὅταν τὸ ὀξέος ἀποκριθῇ καὶ αὐτὸ ἐφ' ἑωυτοῦ γενήται
vidére eft in ulceribus quibufdam farco-
phagis, in herpete, in ægris quibufdam
quorum lotium corrodit linteamina non
fecus ac fi acido vitriolico infperfa fuif-
fent, in aliis quorum fudores ita acidi
funt, ut etiam acidorum mineralium vires corrofivas æmulentur, in ifto denique vomitu critico, omnium ὀξυτάτῳ, quo
peracto convalefcebat æger podagricus de
quo confuli poffunt, *Medical Obfervations
and Inquiries. vol. I. London. 1758*, p. 44.

G iv

[80]

de Merlange unicuique patebit
modo attendere velit principiis
quibus prægnant. Terra etenim
calcarea simul & ferri frustulis
frangentur & obtundentur spi-
cula acidi, & ex miscela utro-
rumque emerget sal neuter qui
cum sale genuino earumdem
alvum leniter sollicitare poterit,
humoresque corpori inimicos
foras eliminare. Si vero jam corporis latices acido imbuantur,
tum vasorum lacteorum oscu-
lis attractæ, rotam circulatio-
nis ingredientur, & alveo sanguinis communi refusæ, acidum
latens in vasculis edomabunt
unaquaque parte, sicque balsa-
micas dotes laticum restituent,
sine quibus morborum expers
vita dari nequit.

Homines alii reperiundi funt
in quibus paries interna ventriculi & tubæ inteftinalis mucagine quadam oblinitur, five ge-
nuine talis mucago generetur
ventriculi debilitate, five eadem ortum repetat ex prava
ingeftorum indole. Nifi hujufce mucaginis rudimenta ftatim
aggrediantur, paulatim vires ac-
quirit, turbantur digeftiones
dum fucci gaftrici digeftioni
opitulantes vix manare queunt,
proftratus fit appetitus, pondere
quodam gravatur ventriculus,
alvus evadit laxior, vermes ali-
quando generantur, fuffocatus
nutritio obftructis vafis chyli-
feris & fi lapfu temporis intus
tandem reforbeatur ifta vifcofi-

tas, lentor sanguini conciliabitur, secreta liquida *viscoso* prægnabunt, unde tot infarctus in variis visceribus nec remediis facile domabiles. Primo intuitu videre est quomodo tunc aquæ *de Merlange* aquoso suo principio & sale suo neutrali diluere poterunt tales viscositatum farragines, paulatimque de die in dies pravam fluidorum diathesim emendare, & ad meliorem componere crasim.

Sed & multa alia dantur stomachi mala quorum causæ seris nepotibus forsitan melius innotescent. Quidquid autem sit de illis morbis, seu natales ducant ratione motus peristaltici ex debilitate aut rigiditate fibrarum,

[83)

ventriculi, seu ratione vaforum
iftius vifceris oriantur ex ftagna-
tionibus, tumoribus, fchirris,
feu tandem refpectu fuνϰτονιs
læfæ gafteris caufentur ex cru-
ditatibus omnigeneris, his in
affectionibus multum prodeffe
aquas minerales noftras ex Mē-
dicorum obfervatis huc ufque
abunde evictum fuit (18)

(18) Anno proxime elapfo, virgo
annorum circiter 40, menftruata & ner-
vofis affectibus identidem cruciata, quo
ad vifcera pneumonica habitudinis fat de-
licatulæ laborabat ανορεξία jugi. Alvus erat
ftricta. Ad aquas minerales *de Merlange*
confugit, quarum heminas quatuor quotidie propinabat. Octo diebus elapfis magnam copiam humorum mucoforum & bilis
flavæ refertorum per alvum egeffit. Evanuit ανορεξία, ad meliorem libellam fefe

II. Ex supra dictis facile deduci poterit quare obstructionibus

comp...runt viscera thoracica & ad...
fuit o...levata, ut bis aut ter iisdem
syptomatibus redeuntibus, ad idem re-
medium semper confugerit eodem semper
cum successu. Hæc M. Bertrand. Salub.
Facul. Doctor.

2 Vir annorum 40 sex abhinc septi-
manis doloribus acutis cruciabatur circa ventriculum qui & ipse post pastum
etiam leviorem intumescebat. Alvus erat
laxissima & dejectiones liquidæ. Excitatus
fuit vomitus ope radicis Ipecacuanhæ,
& ter hausit medicamina purgantia. Morbus videbatur remittere, attamen paucis
post diebus recruduit. Sextarios triginta
aquæ *de Merlange* propinavit intra dierum
totidem spatium, & perfecte sanatus fuit.
Duobus abhinc annis, integerrima gaudet
sanitate.

3 Vir annorum circiter 55 tempera-

adverſentur aquæ noſtræ. Si enim circulationem una cum aliis li-

menti bilioſi & ad iram facile proni plurimis abhinc menſibus δυσπεψία laborabat. Quamvis ut plurimum veſperi lectum repeteret impranſus, tamen ſemper ventriculus turgebat quaſi e prandio. Pluries etiam quidquid cibi circa meridiem cœnaverat, illud verſus mediam noctem vomitu rejiciebat ἄπεπτον & quale aſſumpſerat. Alvus ſollicitata fuit aquis *de Sedlitz* ; deinde intra dies viginti hauſtibus interruptis perduxit aquarum *de Merlange* ſextarios triginta duo. Harum uſu brevi convaluit , & ita reſtituta fuit vis concoctrix ventriculi , ut jam frugali cœna accumbere valet abſque ullo incommodo. Hæc duo M. MORISOT DESLANDES S. F. D.

4 Sunt Monachæ non paucæ regulis adeo auſteris obditæ , ut cibis dyſpeptis quotidie veſci cogantur ; unde naſcuntur

quoribus humanis peragere queant, concipietur quomodo

multæ ventriculi affectiones. In his autem affectionibus multum prodeffe aquas *de Merlange* obfervavit M. Dionis Sal. Fac. Doctor, & inter plurima obfervata fequens mecum communicavit. Monacha ordinis divi Francifci doloribus acerbiffimis vexabatur circa gafterem, nullaque alimenta ore affumere quibat, quin ea ftatim vomitu rejiceret. Aptis medicaminibus alvus follicitata fuit, ftatimque exhibitæ fuerunt aquæ *de Merlange* una cum lacte mixtæ. Poft triduum jam ventriculus cibos non refpuere & digeftioni favere. Tandem ufu continuo earumdem elapfo menfe uno, ad integram valetudinem reftituta fuit.

De efficacia aquarum *de Merlange* in morbis ventriculi præfertim à vifcofo & inertia fucci gaftrici, eadem mihi affirmavit M. le Thieulier Senior Sal. Fac.

agentes huc & illuc qua aqua, qua terra calcarea, qua ferro, qua tandem fale neutro, aperientes vires exerant & obftructa vafa recludant (19). Sicuti

Doctor, multis ductus obfervatis ad eundem præcife fcopum collineantibus.

Ne carduos meos cum floribus alienis mifcere velle videar, de propriis meis obfervationibus taceo, quibus eadem etiam ipfe comperi.

(19) Quidam adolefcens hepatis obftructione laborabat. Jam fanguis per totum corpus bile tingebatur : jam deformis luror ægrum invadebat. Plurima adhibita fuerunt remedia. Sed morbus medicamentorum vim elidebat, illudebat & Medici operam. Ufu continuo aquarum *de Merlange* convaluit æger & nunc incorrupta fruitur fanitate. Hæc M. Dionis Sal. Facul. Doctor. *Vide etiam infra* (34).

autem quo subtiliora sunt principia, quoque magis divisa &

2 Circa finem Septembris 1763 Do-
mina * * * dolorem experiebatur in hy-
pocondrio siniſtro. Per aliquot dies jam
febricitaverat. Percipiebatur tactu tumor
qui substantiam renis occupare videbatur. Aliunde mictus erat difficilis. Præf-
cripta fuerunt diluentia & relaxantia, quædam etiam minorativa, neque oppido in-
fructuose. Attamen dolores circa renem
persistebant, neque etiam tumor subside-
bat. Febris iterum ægram corripiebat,
meïendi difficultas adaugebat. Advocata
fuerunt femicupia & remedia saponacea
& solventia. Tunc vero in urinis fese
prodidit aliquid tartarei & sedimenti mu-
cofi. Tandem verfus finem menfis Novembris urethra exitum conceſſit calculo
tenui & fragmentis calculofis aliquot.
Ægram semper urgebat febrilis æstus. Dolores quidem evanuerant, sed tumor erat

vehiculo

vehiculo fuo permixta , eo melius ab orificiis lacteorum exfuguntur , ita quoque noftrarum aquarum vis per fe patet ut-

femper idem. Mictus erat facilior : ægra laborabat ἀνοροξει. Poft quafdam acceffiones febriles , deprehendebatur in lotio tertia vel dimidia pars purulentæ cujufdam materiei , coloris cineritii. Tunc temporis exhibitæ fuerunt aquæ *de Merlange* quæ volupe prolectavit ventriculus. Etenim paucis poft diebus ἀνορεξις evanefcere. Deglutita etiam fuit terebinthina utpote quæ diuretica & deterfiva prorfus indicabatur. Duobus iftis medicaminibus tumor fubfedit , omnino evanuit , falutemque recuperavit ægra verfus Aprilem 1764 ; his abhinc diebus rite & vegete omnes functiones actionefque fuas exercere valet. Hæc mecum communicavit M. Fumée Sal. Facul. Doctor.

H

pote quæ terram calcaream at-
tenuatam & *Alchoolifatam* continent , cæteraque principia fua
tum falina tum metallica, ad
ultimam divifionem coexten-
fa (20).

III. Cum felici eventu adhiberi poterunt aquæ minerales
noftræ in fluxibus fanguinolen-
tis, feu fluxus ifti caufam ag-
nofcant ἀναστόμωσιν , ceu διαπή-
δησιν, ceu διαιρέσιν (21). His-

---

(20) Adeo attenuata funt mineralia in aquis noftris foluta , ut trans lagenarum fictilium poros exfudent una
cum vehiculo fuo, ficuti pluries ipfe ex-
pertus fum.

(21) „ Moniali hepatirrhea laboranti,
„ cum torminibus abdominis , quam nul-
„ la levabant medicamina, purgantia vel

enim in casibus quis nesciat quan-
tam palmam obtineant medicamina unguinosa simul & paulu-

» levia sociata etiam cum opiaticis res-
» puenti , præscripsi pluries maximo
» ægræ virginis levamini aquas *de Mer-*
» *lange* quæ purgant leniter primis die-
» bus , sed tandem sopiunt dolores , &
» res ad meliorem statum reducunt ,
» qui status idem remanet per aliquot
» menses, rediturus deinde posteaque eo-
» de remedio mitigandus ». Hactenus
M. Macquart. S. F. Doc.

2. Ægro mictu sanguinis duobus abhinc
annis continuo laboranti , aquas nostras
præscripsit M. Morsot Deslandes Sal.
Fac. Doctor, & quidem cum bonis ægri
rebus. Quia tamen nondum perfecte sanatus est æger ille, hanc observationem
manu sua exarare noluit idem Doctor.
Non irascetur mihi, ut opinor, si quæ
reticenda voluit, ea ibi publici juris fa-

lum aftringentia. Tunc ægris per-
hibentur optimo cum fucceffu ter-
ræ Bolares quæ tactu unguinofæ
fed & viribus aftringentes deprehenduntur. Aquæ *de Merlange*
dum per argillofos ftratus incer-
tum fub terra divagantur, quidquid in his alveis unguinofi deprehenditur, diluunt & fecum
una cum undis fuis evehunt (2 2).

cere aufus fim. Æger enim ille per annos duos mictu cruento perpetim ve-
xatus, ufu aquarum noftrarum per menfis unius fpatium ab hoc morbo immu-
nis evafit: maximaque fpes fupereft, illud
tandem hauftibus repetitis ejufdem fontis, falutem omnino recuperaturum.

(22) In campo dicto *de Merlange*
reperitur argilla qua utuntur incolæ ad
lanearum illuviem detergendam. *Analyfe,*
&c. p. 11, 32, 33. Videre etiam eft in

IV. Quantum eædem valeant
in difcutiendis doloribus nephreticis, ii foli judicare poterunt quibus non latet in iftis doloribus
fpiffa mucagine obduci organa
uropœa, imprimis cum catheter
calculum in vefica jamjam ex-
probravit. Has mucagines diluit
& attenuat aqua *de Merlange* ut
jam dictum fuit. Nº. I. Sed &
ægris illis aliud præftat com-
modum. Omnibus enim notum
eft aquas omnes calcareas virtute lithontriptica pollere (23).

fuperficie fontium *de Merlange* quidam
quafi ftratus vel illitus oleaginofus,
lymphis innatans, & halonis diverfi-
mode pictos colores grato referens fpec-
taculo.

(23) RUTTY (John) M. D. *A Me-*

Uti ergo poterunt aquis nostris calculosi & morbis organorum uropœorum obnoxii, neque absque solatio. (24)

V. Iisdem etiam ducti rationibus, podagrici qui inter scor-

thodical Sinopsis of Mineral Waters, &c. in - 4°. London, 1757. p. 476.

(24) Audivi ex M. Fume'e Sal. Fac. Doctore M. *** nephreticis doloribus obsessum cum perpetuo meïendi desiderio & paucis urinis, sibi magnum levamen conciliasse haustibus aquarum *de Merlange*, adeo ut jam sat quietus officio suo facile defungi queat.

2. « Doloribus colicis renalibus labo
» ranti, ischuria sæpe cruciatæ & multos
» lapillos & arenas cum urinis ejicienti,
» præscripsi aquas *de Merlange* maximo cum
» successu; spero etiam usu earumdem
» mali fomitem exhauriendum & eradican

tula & fercula morbum fere in-
fanabilem fibi quæfiverunt „
non levidenfe folamen percipient
hauftibus aquarum *de Merlange*,
fi modo pergræcantium palato
poffint fapere aquarum mineralium forbillationes.

VI. Eft quoddam morbi ge-
nus quod apud Medicos nervofi nomen fortitum eft (25).
Hic morbus eft quidam Proteus
nullius addictus formæ, fed mul-

dum „. M. MACQUART Saluber. Facult,
Doctor.

(25). Nervofi morbi hac die vo-
cantur omnes fere ægritudines anomalæ
& quæ typum nullum fervant, fed Medicorum ratiocinia eludunt. Gallice nun-
cupantur *Vapeurs, Maladies Hyftériques,
Hypocondriaques*, &c.

torum larvam induens. Non
unam occupat sedem, sed est
totius corporis morbus. Borborygmis vexantur ægri, ructibus
acidis. Appetitus nullus, vomitus aquosi vel pituitosi, digestio-
nes pravæ, debilitates, deside-
rium edulliorum variorum vel
horum quæ nutritioni prorsus
inepta sunt. Ventriculi inflatio
& tumor præsertim post pastum (26). Aliquoties dolor in

(26) An hic referendi sint morbi
de quibus nota (18) 1, 2 & 3? An
etiam hic referenda observatio M. DANIE-
DESPATUREAUX Sal. Fac. Doctoris? Anno 1762, nobilis femina 34 annorum
post mœrores diutinos cœpit laborare
quadam suffocatione & anxietate circa
præcordia, in primo digestionis æstu.

ventriculo

ventriculo , oppressiones circa
præcordia, anxietates, pulsatio-
nes circa abdomen, spasmi in-
testinorum , &c. Mictus limpidi,
spuitio frequens, æstus subiti per
totum corpus, frigus circa alias
partes , dolores erratici, lypo-
thymiæ frequentes & successivæ
&c. Cephalalgiæ , vertigines ,
scotomiæ , vigiliæ continuæ,
somnia turbida, incubus , cogi-
tationes lutulentæ, &c. (27).

Hæ suffocationes manebant usque dum
e gasteris carcere magnis nixibus erum-
peret ructus cum explosione. Multis medicaminibus usa fuit nullo successu. Ad
incitas demum redacta , aquarum *de
Merlange* septem congios ebibit, ebibit
& salutem. Intra enim paucarum hebdo-
madum spatium , perfecte convaluit.

(27) De nervosorum affectuum sym-

I,

Ut horumce caufæ latent imprimis in vifceribus vel ingurgitatis, vel aliqua materie nociva turgentibus, vel tandem nimia nervorum fenfibilitate præditis, nullis ut opinamur mirum videbitur, fi his in circumftantiis aquas noftras propinandas fuademus, fique quod cecinit Horatius de Digentia, fonti

tomis & caufis qui plura fcire cupient, adeant CHEINE (George) M. D. *The English Malady*, &c. TRALLES (Balthaf. Ludov.) *Ufus opii falubris & noxius in morborum medela*, &c. Sect. III. WHYTT (Robert) M. D. *Obfervations on the Nature, Caufes and Cure of thofe Difcorders which have been commonly called Nervous, Hypocondriac or Hyfteric*, &c.

noſtro inſcribere audemus ,

Fons etiam rivo nomen dare idoneus , ut nec
Frigidior Thracam, nec purior ambiat Hebrus,
Infirmo capiti fluit utilis , utilis alvo.

& revera ex obſervatis , nervo-
ſis in affectionibus virtutes ſuas
produnt aquæ minerales ple-
ræque (28).

(28) Imprimis tamen noſtræ quæ
vim ſolutivam ſed & ſedativam præ aliis
obinent. *» Elles m'ont paru convenir ſur-
» tout quand il s'agit de fondre , & que
» l'on craint d'irriter* (inquit M. Le Thieul-
» Lier ſenior Sal. Fac. Doctor). *Les
» mélancholiques* les malades ſoupçonnés
» d'engorgemens dans les viſcères , *ou*
» ſujets aux affections nerveuſes *en ont*
» éprouvé les plus grands avantages. *» Vir-
» tus autem peculiaris aquarum de Mer-
» lange* ſaltem a nobis obſervata (inquit
» M. Macquart Sal. Fac. Doctor) eſt

VII. Chironia emendare &
fanare ulcera (29), aquarum
calcarearum eft proprium, ut

» *opiatica* , & fub hoc refpectu fæpe an-
» teponendæ funt cæteris, in quibufdam
» morbis ». Eadem mihi fanctiffime affir-
marunt cæteri Fac. Sal. Doctores qui eas
in auxilium advocarunt. *Conf. inferius*
(34). 2.

(29) Ulcera κακοηθεα dicuntur, etiam
Chironia eo quod a folo Chirone poffint fanari. Quidam tamen hujus vocis
etymologiam defumere malunt a χειρον
quod Græcis fignificat pejus. Alii etiam
Satirici id repetunt a χειρ manus , quia
ex iis ulceribus lucrum non leve faciant
Agyrtæ. In hoc fenfu Sidonius Apollina-
rius *Libr. Epift.* 12, debacchans in Juftum
Medicaftrum , qui ex ipfis ftatuis farinam
exigebat , fcribit eum effe *Chironia magis*
inftitutum arte quam Machaonia. Sed illa
ὡς ἐν παρεδῷ.

conſtat obſervatione (30) : eædem etiam canceroſa leniunt &
ſopiunt. Tentare idcirco poterunt Medici quid valeant aquæ
noſtræ his in morbis. Nec ſpem
ut hariolamur , fallet even-
tus (31)?

VIII. Ad cutaneos morbos
expellendos plurimum valere
aquas *de Merlange*, veroſimile eſt,
ſive intus aſſumantur , ſive extus

(30) Conf. Rutty, in opere ſupra allegato , p. 474 , & alibi paſ-
ſim.

(31) ,, Alteri etiam virgini moniali
,, fluxui alvi cum doloribus uteri obnoxiæ
,, ab aliquot annis , præſcribo eaſdem
,, aquas cum levamine maximo ; ægra has
,, ſibi valde gratulatur aquas , quamvis
,, omnino non ſanetur ,,. Hæc M. Macquart. Saluб. Fac. Doctor.

L iij

in modum balnei. Quantum enim famæ fibi vindicarunt aquæ *de Sainte Reine* in fcabie, impetigine &c. omnibus innotefcit. Aquæ vero *de Merlange* iifdem mineralibus turgent ac aquæ montis Alefii, nifi in his poftremis paulo plus folvi chalybis dicere velis (32).

IX. Tandem ne longius progrediamur, agmen claudemus dicendo aquas noftras omnibus effe idoneas quibus delicatiora funt vifcera, iis qui morbis ab acido, a pingui, a vifcofo obnoxii funt, mulieribus quæ menorrhagiis decumbunt, quæ menfium fupreffione labo-

(32) Illud mihi facile fuit experiri anno proxime elapfo, in itinere meo ad montem Alefium.

rant (33), iis qui fluxu feminis benigno aut virulento vexantur (34), virginibus quæ fluxu albo

(33) Adolescentula quædam catameniorum supreffione laborabat. In vicem humani coloris, facies ipfius pallore nimio defœdebatur. Exhibita fuerunt remedia idonea : deinde aquarum noftrarum facta fuit mentio. Placuit falubre confilium. Intra unius menfis fpatium menftruata fuit virgo perfecteque fanata.

(34) Aliam adolefcentulam torquebat fluor albus ; huic accedit ex coïtu impuro gonorrhea virulenta. Una cum folitis remediis , pro ptifanna hanfit aquas minerales noftras , quarum fextarios quatuor quotidie forbillabat. Elapfis fex hebdomadibus, a gonorrhea evafit libera , paulatim de die in dies fubfedit fluor albus , & abhinc ifto tempore priftinam ac titubantem valetudinem cum firma & vegeta permutavit. Hanc obfervationem

debilitantur (34). Adhiberi poterunt in hemiplegiis, epilep-

& supra commemoratam nota (33), mihi
subministravit M. DIONIS Saluber. Fac.
Doctor.

2 Eadem prorsus quæ supra, de aquarum
nostrarum virtutibus observavit M. GUI-
BERT DE PREVAL, S. F. D. qui eas multis ægris cum successu exhibuit in obstruc-
tionibus glandularum, irritationibus ple-
xuum nerveorum imi ventris, in gonor-
rheis, fluoribus albis, &c: sed imprimis Dominæ ***. Hæc tumore in ab-
domine laborabat, qui dum intumescebat acerbissimis doloribus ægram cru-
ciabat. Quin & crus dextrum per vices
etiam intumescebat, ibique percipiebatur quasi sphærula ex tensione musculo-
rum contranaturali adorta. Incassum adhibita fuerunt cætera medicamina, sola
æqua *de Merlange* res ad statum meliorem perduxit, &c.

fiis periodicis. a faburra. Optimo cum fucceffu viam fternent
aquis aliis mineralibus quæ abfque prævia ægrorum præparatio-
ne tuto propinari nequeunt, ut
aquis *de Plombieres*, *de Vichy*
&c. Ebibendæ funt ad inftar cæ-
terarum aquarum mineralium,
incipiendo a parva dofi, & pe-
datim progrediendo ad majorem.
Qui earum vim purgativam adau-
gere cupient, poterunt in iis
folvere abfque ullo periculo,
drachmas aliquot falis cujufli-
bet neutri, aut aliud medica-
mentum purgans, &c, &c. &c.

V.

NULLA eft propofitio tam
certa & tam evidens, quæ ta-

men ab objectionibus omnino
poffit effe tuta. Neque noftra me-
liori fruitur forte. Primo etenim
dicetur exiguæ aut faltem raræ
prorfus utilitatis effe metallica
& abforbentia, fed & falia in re
medica, dum difficile eft admodum ut ne dicatur impoffi-
bile, ifta vaforum lacteorum
oftiola perreptare poffe (35),
ficque laticibus noftri corpo-

(35) Ingeniofiffimus D. WRIGHT
jejuno horis abhinc 36 cani, deglutien-
dam præbuit libram unam panis & lactis, quibufcum mifcuerat unciam unam
cum dimidia falis martis in S. Q. aquæ
foluti & colati. Elapfa hora una, canem
evifceravit, ex thoracico ductu unciam
fere dimidiam chyli collegit, illum cum

[107]

ris permifceri. Secundo objicie-
tur illud quod vulgo de aquis
mineralibus in genere dicitur;
eas nimirum non agere nifi lapfu
temporis & nifi quotidie quadam copia ingurgitentur, quod
ægrorum palato ingratiffimum
ventriculo aliquoties noxium.
Tertio tandem noftram Thefim
infimulabunt malevoli, eo quod
chronica originem ducant ut
plurimum ex ventriculi debili-

tinctura nucum gallarum mifcuit abfque
ulla coloris mutatione, quamvis idem
chylus cum quarta parte grani unius falis
ejufdem martis; ex infufo nucum gallarum acquireret colorem atro purpu-
reum. *Vid. Philofophical Tranfact. ann.*
1750. vol, L. part ij, p. 595.

tate , cui debilitati adhuc favere videtur aquarum epotatio ,
quæ gasteris fibras & vires con-
coctrices relaxat. Sed quis primo intuitu non videat ista potius esse joco disputantium ob-
lectamenta , quam serio accu-
santium objectacula ? His tamen
omnibus respondere paucis ten-
tabimus, ne si quid ex frivolis
præterierimus , videamur cui-
piam ea agnovisse , non vero
contempsisse. Quoad igitur pri-
mum , respondebimus maximam
interesse discrepantiam inter mineralia quæ quotidie perhiben-
tur deglutienda [& quæ tamen
haud prorsus inutilia , imprimis si debellandorum morborum

caufæ in primis regionibus hæ-
reant] & mineralia in aquis
noſtris mixta, quæ quidem in
ſtatu adeo diviſo & tenui ibi
diluuntur, ut nullæ ſint corporis noſtri latebræ ipſis imper-
viæ. Enimvero ut tenuitatis iſtius
ratio quædam poſſit haberi, jam
diximus nota [20] cuncta mineralia aquarum noſtrarum una
cum vehiculo ſuo trans mæandros vaſorum fictilium quibus
aſſervantur, exſudare. Porro nullum eſt vas lacteum quod non
conſtet orificio majori mæandris
lagenarum de quibus loquimur
quæ ex terra Cos fictæ, aliquid
naturæ vitri retinent quoad im-

meabilitatem. Sponte igitur ruit
prima objectio , quæ aliunde
obſervatis abunde repugnaret ,
ut ſatis quiſque noſcit. Quoad
ſecundum , non poſſumus diffi-
teri uſum aquarum mineralium
debere eſſe diuturnum. Sed exin-
de nullum telum adverſus noſ-
tram Theſim. Quot enim alia
medicamina & quidem ægris in-
gratiſſima , quorum uſus per
menſes & etiam per annos pro-
trahitur. Ubi roſæ, ibi & ſpinæ.
Mel felle tegitur, & ſi impræ-
tiarum medicamina noſtra ægris
non ſapiant, ſaltem in poſterum
ſpes affulget melioris diei. De
autem poſtremo objectu, parum

abeft quin taceamus. Eum ne
nauci quidem dignum puta-
mus. Jam enim fupra demonf-
travimus aquas noftras morbis ventriculi plurimum ad-
verfari, nedum iifdem famulen-
tur & aliunde fi Medicos teneat
metus ne debilitatem ventriculi adaugeant aquarum noftrarum potus, quid impedit quo-
minus mifceantur cum medicaminibus roborantibus aliquot,
v. g. cum liquoribus fpirituofis,
vinis generofis, aquæ - vitæ cya-
thulo, &c. Nihil profecto. Tunc
debilitatis ventriculi viribus
profpiceretur, fimul & chronicis quibus congruere poffunt
aquæ noftræ. Solvuntur itaque

omnes nodi, rectoque filo duci-
mur ad consequentiam.

Ergo Chronicis, Aquæ Mine-
les vulgo DE MERLANGE.

DOMINI DOCTORES DISPUTATURI.

M. Martinus NOUGUEZ.

M. Ludovicus Alexander GERVAISE.

M. Ambrosius HOSTY.

M. Joannes MACMAHON, *Antiquus*
Exercituum Regis & Nosocomiorum
Militarium Medicus, Regiæ Scho-
læ Militaris Medicus ordinarius.

M. Franciscus THIERRY.

M. Anna-Claudius DORIGNY.

M. Stephanus POURFOUR DU PETIT.

M. Paschalius BORIE.

M. Florentius-Carolus BELLOT.

Proponebat Parisiis EDMUN-
DUS-CLAUDIUS BOURRU,
Parisinus,

Parifinus, Saluberrimæ Facultatis Medicinæ Parifienfis Bacca-
laureus, Thefeos Auctor, A.
R. S. H. 1765. A SEXTA AD
MERIDIEM.

THESE

Soutenue aux Ecoles de Mede-cine de Paris, le 21 Novem-bre 1765, sous la présidence de M. FRANÇOIS - FELICITÉ COCHU, *Docteur Régent :*

Par M. Edme-Claude BOURRU, de Paris, Bachelier en la même Faculté & Auteur de la These : dans laquelle on examine,

Si les Eaux Minérales de Merlange conviennent dans les Maladies Chroniques ?

On appelle *Maladies Chroni-*ques toutes celles qui font de

longue durée, soit qu'elles con-
duifent le malade à la mort,
soit qu'apres l'avoir tourmenté
pendant long-tems, elles lui
permettent enfin de reprendre
fa premiere fanté. Ceux qui'
font attaqués de ces maladies
trainent la vie la plus miférable.
La mort ne femble leur accor-
der du delai, que pour leur faire
mieux fentir fes aproches. Vou-
lez - vous avoir des preuves
plus fenfibles de ce que nous
avançons, tranfportez-vous dans
un de ces aziles ouverts aux
malheureux, & là, jettez les
yeux fur cet homme qui, n'ayant
qu'une partie du poulmon de
libre, ne peut auffi refpirer que

la moitié de l'air qui lui seroit nécessaire. La pâleur de ses joues les feroit prendre pour de l'ivoire, ses yeux sont enfoncés & abbatus, son front est strié, la continuité de la toux a accoutumé ses narines à être béantes, son corps est foible, son sommeil interrompu, il pousse à chaque insstant des soupirs que la lenteur du tourment rend plus violents; & encore ce qui rend son état plus digne de pitié, c'est que plus il invoque la mort, & plus elle est insensible à ses cris. En effet la cruelle se plaît à passer à côté de ceux qui l'appellent à leur secours, pour aller frapper ceux qui la redoutent. Arrêtez

vous plus loin & promenez vos
regards fur ce malheureux at-
taqué d'une obftruction au foie.
Son vifage eft have, fes yeux
font hagards; il eft tourmenté
d'une foif inextinguible, fon
corps eft décharné, fa peau eft
feche & brulante : que le def-
tin vienne promptement le délivrer de fes peines, ce font
les feuls defirs qu'il forme.
Nous n'oublierons pas de parler de ces fameux débauchés
que leur paffion a aveuglés, &
dont le vifage couvert de
puftules, le front défiguré par
des exoftofes, une voix croaf-
fante, des ulceres fur toutes
les parties du corps, font autant

de fignes d'une impudicité invé-
térée. Tous ces maux les condui-
roient au tombeau, fi le Dieu
Mercure ne vouloit bien réparer
les angoiffes que Vénus leur a
caufées. Pafferons-nous fous filen-
ce les fcorbutiques dont la peau
vergétée de taches livides, les
membres affiégés de douleurs
profondes, les gencives continuellement arrofées d'un fang
féreux & diffous, menent à
l'empire de Pluton par un chemin d'autant plus fûr qu'il eft
plus lent. Mais que dirons-nous
de ceux qui, attaqués de la pierre,
malgré les différentes poftures
qu'ils font contraints de prendre pour fatisfaire à l'envie

prefque continuelle qu'ils ont d'uriner, ne peuvent néanmoins rendre une feule goutte d'urine, mais bien verfer des larmes. La Goutte, la Paralyfie, l'Epilepfie, la Mélancholie ou enfin les maladies longues auxquelles le beau fexe eft en proie, feroient encore autant de preuves de ce que nous avons avancé plus haut, fi le tems nous permettoit d'en tracer le portrait. Arrêter les progrès de ces maladies, les adoucir, les guérir tel eft l'objet de la Médécine. Dans ce nombre il en eft qui ne demandent point indifféremment toutes fortes de remédes; dans le traitement de quelques-

unes il faut s'abftenir dès violens,
pour s'en tenir à ceux qui agiſ-
ſent avec plus de douceur. De
l'aveu même de tous les Médecins, il y a des maladies chroniques, pour la cure dēſqu'elles
il faut plutôt ſe ſervir d'une
eſpece de charme, ſi l'on veut
bien nous paſſer le terme, que
de remedes en forme; il faut
alors marcher par des chemins
couverts, & ne pas faire la
guerre à force ouverte. Auſſi
conſeille-t-on à ces ſortes de
malades de mettre tous leurs
ſoins à changer d'air, faire un
bon choix des alimens, prendre
de l'exercice, mettre un frein
à leurs paſſions, ne point pro-
longer leurs veilles, modérer
leur

fommeil, ne point retenir ce qui
doit être rejetté hors du corps,
ne pas prodiguer les liqueurs qui
repompées & reverfées dans la
maffe du fang, peuvent contribuer à la fanté. Ce n'eft pas que
pour cela il faille abfolument
negliger l'ufage de quelques médicamens; mais on choifira ceux
qui font les plus doux, & le plus
fouvent ceux qui font préparés
par la nature même & qu'elle
femble indiquer. Parmi les fecours de cette derniere efpece,
les Eaux minérales de différens
pays ne tiennent pas le dernier
rang : & entre celles-ci on doit
préférer les plus fubtibles & les
plus pénétrantes, faifant nean-
moins une grande attention aux

L

principes qui entrent dans leur composition. En effet il y a des maladies qui requerent les martiales, d'autres les calcaires ; dans les unes les bourbeuses conviennent mieux, dans d'autres au contraire celles qui sont limpides ; quelques malades doivent préférer de les prendre en bain, d'autres en boisson ; présque tous peuvent faire usage de celles dont nous parlerons dans cette Thèse, ce que nous espérons prouver lorsque nous aurons expliqué briévement dans le Paragraphe suivant, quelles sont les causes des maladies chroniques.

I I.

LES caufes des maladies chroniques font internes & externes. Nous ne parlerons pas de ces dernieres puis qu'il eft très rare qu'on puiffe venir à bout de les détruire entierement. En effet comment guérir les maladies du cerveau qui tirent leur origine d'une mauvaife conformation des os du crâne; foit que dans un accouchement laborieux la tête ait été comprimée par l'imperitie de ceux qui ont terminé l'opération, foit que dans le cours de la vie le crâne ait été déprimé par quelques coups ou d'autre maniere ? Quels remedes employer contre les maladies des vifceres thorachiques ou abdominaux qui ne viennent que de ce que des parens trop cruels ont emprifonné le corps de leurs enfans dans des corce-lets auffi durs que le fer? Que de maladies incurables font ainfi les fuites des modes & en fait de modes, quel eft le pouvir de la Médecine? Les caufes in-ternes des maladies chroniques font éloignées ou prochaines. On ne fauroit encore décider précifément, fi les éloignées dépendent des parties folides ou des fluides: peut-être même feroit-on mieux de s'en prendre aux unes & aux autres. Quant aux prochaines, nous fuivrons le célebre Boërrhaave & nous

dirons avec lui que ces caufes
font les vices que contractent
par dégré les fluides de notre
corps, ou les fuites des maladies aigues mal traitées. Les fluides de notre corps peuvent s'al-
térer de plufieures manieres. Tantôt l'acide vient à prédominer,
tantôt l'alkali : d'autres fois c'eft
l'acerbe, l'âcre, le gras, le fa-
lé, le vifqueux. Il feroit trop
long de difcourir fur toutes ces
caufes : mais pour mettre le lecteur à la portéé d'entendre quelle
eft la vertu & la maniere d'o-
pérer des Eaux Minérales dont
il eft ici queftion, il fuffira de
montrer en général, comment
elles peuvent engendrer des maladies chroniques. Tous les Mé-

decins conviennent que la nature de ces vices eſt de reſſerrer les vaiſſeaux, de les ronger, d'épaiſſir la lymphe, de produire une diſſolution dans le ſang, ou enfin ce qui arrive ſouvent de combiner enſemble leurs forces, pour attaquer notre machine. Il eſt hors de doute que de là naît le principe de pluſieures obſtructions, ſoit que l'inflammation ouvre la ſcene, ſoit qu'elles ne ſe mette point de la partie. Cependant, ſuivant la différente texture & le différent degré de force des viſceres, ceux - ci ſont plutôt attaqués que d'autres. [Ici ce ſont les pores Biliaires qui s'engorgent : la bile trouvant quelque peine

à se filtrer, s'épaissit peu à peu
dans les vaisseaux à mesure que
la chaleur naturelle du corps
dissipe son vehicule, ces mêmes
vaisseaux se revetissent intérieurement d'une croûte pierreuse,
le mal croît de jour en jour,
& enfin les couloirs étant tout-
à-fait obstrués, le foie devient
lui-même schirreux, maladie
d'autant plus difficile à vaincre,
qu'on lui aura laissé plus de
tems pour prendre racine. Il
faut donc avoir grand soin de
l'attaquer dans le tems qu'elle
ne fait que commencer, & que
son feu n'étant pas bien allu-
mé, ne laisse encore apperce-
voir que quelques étincelles.
Dans une autre sujet ces cau-

ſes développeront leur fureur
ſur les organes de la digeſtion:
elles feront reſſentir leurs coups
aux glandes qui accompagnent
l'eſtomach ou les inteſtins. Si
dès le commencement vous ne
les domptez par des remedes
appropriés, bien-tôt ces glandes s'obſtrueront entierement,
les bouches des vaiſſeaux lactés
comprimées de toutes parts ſe fer-
meront. la nutrition ne tarde-
ra pas à languir, le malade pendant de ſon embonpoint de jour
en jour, ſe trouvera réduit enfin à la plus grande maigreur, &
forcé de quitter cette vie, après
avoir porté long-tems plutôt la figure d'un ſpectre que celle d'un
homme. Combien de fois ces

caufes n'agiront-elles pas fur le poulmon, furtout chez ceux qui, ayant cet organe délicat, foit de naiffance, foit pour avoir abufé des chofes nonnaturelles, font menacés de la phtifie. C'eft de là que naiffent les tubercules, de là les fchirres, les ulceres rongeants, les fievres hectiques: enfin c'eft de là que vient cette mort inévitable lorfque ces fymptomes fe font déclarés avec route la furie dont ils font capables. Nous ne croyons pas devoir entrer dans un détail plus long, ni devoir parler du calcul, des maladies des reins & de la veffie, de la goutte, du fcorbut ou autres du même genre. Nous efperons que le lecteur voudra bien y suppléer, il nous suffit de lui avoir tracé la premiere voie.

Pour ce qui regarde les suites des maladies aigües qui n'ont pas été conduites à parfaite guérison, il n'est pas difficile de concevoir comment, par exemple au commencement d'une inflammation au foie, lorsque le premier accès de la maladie se fera masqué sous les apparences d'une fievre violente, d'une douleur aux environs du foie, d'une couleur jaunâtre repandue sur toute l'habitude du corps du malade, &c. si dans ces principes l'on a omis les méthodes propres & convenables, si l'on a argné les saignées, les délayans

& autres remedes indiqués, il n'eſt pas dis - je difficile de concevoir, comment alors les parties enflammées & obſtruées pourront ſe terminer par induration ou par ſuppuration, d'où naitront dans la ſuite des cataſtrophes plus tragiques les unes que les autres, après leſquelles le malade ſera contraint d'abandonner le théâtre de cette vie. Il en eſt de même de ces inflammations des viſceres abdominaux, qu'on augmenteroit au lieu de guérir, ſi l'on vouloit employer trop tôt les remedes draſtiques. En effet celui qui dans ces cas ſe ſerviroit de pareils medicaments, ſeroit ſemblable a un homme qui vous

droit éteindre un braſier avec
de l'huile, étouffer un incendie
en y jettant du ſouffre, ou enfin calmer une furie à force
de coups de fouets. On doit pen-
ſer à peu près les mêmes cho-
ſes ſur les autres maladies aigues.
Pour nous, après que nous aurons rapporté les expériences
& l'analyſe que nous avons faites
pour découvrir les principes conſ-
titutifs des Eaux de Merlange,
nous indiquerons par quels
moyens elles domptent les acides, délayent les humeurs graſſes
& viſqueuſes & de cette maniere
dégorgent les parties obſtruées,
appaiſent les douleurs des malades & calment les maladies
chroniques.

III.

PRES de *Montereau - faut-Yonne* ville assez considérable en Champagne , est un endroit nommé *Merlange.* On respire en ce lieu l'air le plus pur , les petits bois dont il est environné prêtent des couverts charmans, la vue s'y promene sur des côteaux agréables, la terre y est arrosée par des sources salubres. Ce sont ces sources que nous avons prises pour objet de notre question. Vers le bas d'un monticule dont le sommet est couvert de gazons émaillés de fleurs, le sol s'enfonçant un peu du côté du midi, forme une espece de Bassin naturel. C'est du fond de ce Baſſin que l'on voit ſourdre une eau claire, qui, s'agitant doucement, remplit, de ſes flots argentés, une conque que l'on a pratiquée pour les recevoir. On prendroit le ruiſſeau par lequel elles ſe vuident dans ce Réſervoir, pour un ruiſſeau de chryſtal. Cette eau n'a aucune odeur. Lorſqu'on la goûte, elle n'affecte pas plus le palais, que le feroit l'eau de ſavon la plus légere. Elle eſt plus péſante que l'eau diſtillée, l'eau de pluie & même celle de riviere. Mêlée avec les acides végétaux & minéraux, elle n'a donné aucun ſigne d'efferveſcence, ſi ce n'eſt qu'elques petites bulles ex, trêmement légeres avec l'acide vitriolique, ce qui même étoit peut-être l'effet de la concentration de cet acide.

Avec l'alkali fixe, elle est devenue laiteuse, & au bout de quelques heures, les parois & le fond du verre étoient couverts d'un sédiment blanc & gras au toucher, tel qu'on en précipite par la même expérience dans les eaux argilleuses.

Elle est devenue un peu plus laiteuse par l'affusion de l'esprit volatil de sel ammoniac préparé par l'intermede de la chaux, & le sédiment étoit plus considérable.

La solution d'argent dans l'es-

prit de nitre les a rendues lai-
teufes, il s'eft formé un précipité blanc.

La folution de plomb dans le
vinaigre diftillé, ou de fel de
Saturne dans l'eau diftillée, a produit le même phénomène.

Nous les avons mêlées avec
une folution d'alun dans l'eau
diftillée, & nous n'avons rien
remarqué.

La folution de Mercure dans
l'acide nitreux a fait élever dans
nos eaux des nuages jaunâtres,
& il s'eft précipité un fédiment
de même couleur.

Elles n'ont point coagulé le
lait avec lequel nous les avons
mèlées & fait bouillir.

Les Eaux de Merlange diffol-

vent

vent très-promptement & très-exactement le favon.

Elles ont tiré des noix de galle, une teinture d'un rouge brun.

Des grains de Sumach, une teinture d'abord brune, qui enfuite eft devenue d'un verd-noir.

Des bois d'Inde, une teinture rouge.

De la Rhubarbe, une teinture d'un jaune-brun.

Enfin elles ont verdi le fyrop de violettes.

Il eft auffi a remarquer que les Eaux de Merlange une fois puifées ne dépofent point. On les a gardées dans des vaiffeaux de verre pendant l'efpace de

M

dix-huit mois, sans qu'elles ayent donné aucun sédiment.

ANALYSE.

SPONTANE'E. Autour des Bassins dans lesquels sont reçues nos Eaux, on trouve quelques incrustations à peu près semblables à ces stalactites qui pendent aux voûtes de certaines grottes souterraines. Ces incrustations contiennent les mêmes principes que les Eaux. Avant même que les sources fussent environnées de murs, elles laissoient déposer dans les endroits par où elles passoient, un sédiment jaunâtre, sur lequel on peut consulter l'Analyse faite par

MM. les Commiſſaires nommés par la Faculté.

Artificielle. De dix-huit pintes environ d'Eau de Merlange que nous avons fai t évaporer à un feu très lent, dans un vaiſſeau de terre neuf & verni, nous avons retiré une matiere *ſalino-terreuſe* du poids de cinq gros & demi. Nous avons jetté une partie de ce réſidu dans les acides végétaux & minéraux où elle a été diſſoute avec efferveſcence. Nous en avons fait diſſoudre une autre partie dans l'eau diſtillée, & nous y avons verſé quelques gouttes de liqueur de tartre par défaillance, & d'eſprit volatil de ſel Ammoniac. Il s'eſt fait ſur le champ un précipité blanc & onctueux, affez femblable à la terre contenue dans l'eau de chaux. Nous avons leffivé le refte du réfidu, nous avons filtré & fait évaporer, & nous avons obtenu, par la chryftallifation, un fel affez femblable a celui de Glauber, mais un peu plus amer, tombant en efflorefcence à l'air libre, & fufible au creufet, comme le même fel de Glauber. Si l'on verfe fur notre fel quelques gouttes d'acide vitriolique concentré, il en fort des fumées blanches, & qui ont l'odeur de l'acide marin. La folution de ce fel dans l'eau diftillée, mêlée avec la folution de Mercure dans l'acide nitreux,

précipite ce dernier en jaune.
Si on la mêle avec les alkalis,
il se fait un précipité blanc &
terreux. Enfin si on prend la
peine de faire dissoudre une
partie du résidu *salino - terreux*
dont nous avons parlé plus haut
dans l'eau distillée & si l'on
mêle cette dissolution avec une
infusion de noix de galles
ou de grains de sumach, le
mélange noircit. Nous avons
voulu essayer, si dans les résidus,
il n'y auroit pas quelque par-
ticule de fer qui pût être at-
tirée par l'aimant, ou faire va-
rier une aiguille aimantée, mais
nous n'en avons point décou-
vert.

LV.

SUIVANT les expériences que nous avons rapportées & l'analyse que nous venons de décrire, il paroît que les Eaux Minérales de Merlange doivent êttre rangées dans la claffe de celles qui font connues fous le nomde *Neutres Calcaires* & dont les principes font un fel neutre, un peu de fer, & une terre calcaire attenuée au dernier dégré. D'après cela il ne fera pas difficile d'affigner leurs vertus, & d'expliquer leur maniere d'opérer.

Premierement donc pour commencer par les maladies de

l'eftomach defquelles dépendent
bien fouvent les au tres chroniques, il n'eft pas rare de voir
ce vifcere rempli de fucs acides aufſi bien que les autres parties qui fervent à la chylifica-
tion. Dans ce cas prefque tous
les alimens que l'on prend, contractent un principe d'acidité.
Les entrailles font comme dé-
vorées d'un feu interne ; le ventre eft refferré ; le lait fe coagule
dans les premieres voies ; les malades font fujets à des borborig-
mes, à des coliques ou autres douleurs. Si l'on ne travaille à détruire de pareils levains, le chyle élaboré dans ces vifceres, deviendra lui même participant de
cet acide ; & comme tous les

liquides de notre corps retiennent ordinairement les premieres qualités qui leur ont été communiquées par le chyle, les fluides qui ne devoient porter dans les parties qu'une rosée bénigne, douce, & balsamique, y porteront au contraire des principes d'acidité. Les petits vaisseaux seront resserrés & peut-être même rongés, & les alimens que pourra prendre le malade, loin de contribuer à la réfection de son corps, tourneront à sa destruction. Présentement il est aisé de voir du premier coup d'œil, comment les Eaux de Merlange pourront s'opposer aux prémiers chocs de cette maladie, si l'on fait attention

tention aux principes qui entrent dans sa composition. La
terre calcaire & les petites par-
celles de fer qui se trouvent dans
nos Eaux, briseront & émousse-
ront les pointes des acides, &
du mélange des deux, il en ré-
sultera un sel neutre, qui de
concert avec celui que contiennent naturellement les Eaux de
Mérlange, sollicitera légerement
les dejections, & contribuera à
la sortie des humeurs d'où venoit
la premiere source du mal. Que
si cet acide a déja infecté les fluides de notre corps & a péné-
tré dans les vaisseaux, alors nos
Eaux pénétrant par les mêmes
voies, feront portées dans le
cours ordinaire de la circulation

N

& là attaquant & domptant de
toutes parts l'ennemi, elles don-
neront aux liquides le moyen de
reprendre les qualités balſami-
ques qui ſont ſi néceſſaires à la
conſervation de notre vie, &
ſans leſquelles on ne peut être
à l'abri des maladies.

On trouve d'autres perſonnes
dont l'eſtomach & les inteſtins
ſont enduits intérieurement d'u-
ne eſpece de colle, ſoit que
cette humeur muqueuſe ait été
produite naturellement par la
foibleſſe du ventricule, ſoit
qu'elle tire naiſſance de la mau-
vaiſe qualité des alimens dont
on a fait uſage. Il faut attaquer cette viſcoſité dans ſes
principes, autrement elle s'en

racinera aisément , & la difficulté que les sucs gastriques
trouveront à couler dans l'estomach , occasionnera bien - tôt
plusieurs troubles dans les digestions. Ce sera alors que le
malade perdra tout appétit, il
se sentira l'estomach comme
chargé d'un poids, les dejections
seront crues & liquides, il s'en-
gendrera des vers dans les premieres voies, la nutrition sera
suffoquée par l'obstruction des
vaisseaux lactés, ou si cette même
viscosité vient à être repompée,
le sang deviendra lui-même mu-
queux, & les sécrétions viscide,
d'où naitront une infinité d'obstructions dans différens visceres, obstructions des plus dif-

ficiles à guérir. On doit aisément sentir que les Eaux de
Merlange , tant par leur principe aqueux que par leur sel
neutre , doivent diviser ces humeurs visqueuses, déterminer
leur sortie hors du corps & ainsi corriger peu à peu la nature appauvrie des fluides, &
produire une union plus intime entre leurs parties.

Cependant il y a beaucoup
d'autres maladies d'estomach ,
dont nos descendans connoitront
peut-être mieux les causes que
nous. Au reste quoiqu'il en soit,
qu'elles tirent leur origine, eû
égard aux mouvemens péristal-
tiques de ce viscere, de la foi-
blesse ou de la roideur de ses

fibres : eû égard à ſes vaiſſeaux, qu'elles naiſſent de ſtagnations, de tumeurs, de ſchirres &c : ou enfin, eû égard à la léſion de ſes fonctions, qu'elles ſoient attribuées à des crudités de toute eſpece, une foule d'obſervations a prouvé invinciblement juſques-ici, le fond que l'on devoit faire dans ces maladies, ſur les Eaux Minérales dont nous parlons.

II. De ce que nous avons dit plus haut, on peut déduire les raiſons qui nous engagent à recommander les Eaux de Merlange dans les cas d'obſtructions. En effet ſi l'on imagine une fois qu'elles puiſſent être portées dans la roue de la circu-

lation avec les autres fluides
de notre corps, on fentira qu'elles doivent agir dans les vaiffeaux en raifon de leur partie
aqueufe, de la terre calcaire
& du fer qu'elles contiennent ;
enfin en raifon de leur fel neutre : principes qui font tous
capables de produire les effets
les plus apéritifs & de dégorger
les vaiffeaux obftrués. Or, comme plus les principes d'un mé-
dicament feront fubtils, plus
ils feront divifés & diffous dans
leur véhicule, plus aufli il leur
fera facile de pénétrer & d'être
fuçés par les vaiffeaux lactés,
il paroît évident que nos Eaux
doivent l'emporter fur beaucoup
d'autres, puifqu'elles contien-

nent une terre calcaire , pour
ainfi dire alchoolifée , & les autres principes , tant falins que
métalliques , pouffés aux derniers dégrés d'atténuation.

III. On pourra employer ces
mêmes Eaux avec le plus grand
fuccès dans les déjections fan-
guinolentes , caufées par la dilatation des petites bouches des
vaiffeaux , ou par la dilatation
de leurs pores , ou même par
l'érofion de leur parois. Qui ne
fait dans ces maladies le cas
que l'on fait des remedes onctueux & en même - tems un
peu aftringens ? On fait prendre alors aux malades avec beaucoup d'avantage des terres
bolaires qui font graffes au tou-

cher & qui font auffi d'une vertu aftringente. Les Eaux de
Merlange avant de fe rendre à
leur baffin, coulent fous terre
fur des lits de glaifes dont elles
tirent une certaine onctuofité,
que l'on voit même avec un
certain plaifir nager fur leur
fource, & y repréfenter les cou-
leursvariées de l'Iris.

IV. Ceux-là feuls feront en
état de juger quels font leurs
vertus dans les douleurs néphrétiques, qui favent déja que
dans ces maladies, les parties
qui fervent à la fécrétion & à
l'excrétion de l'urine, font com-
munément enduites d'une matiere épaiffe & glaireufe, matiere qu'on remarque principa-

lement exifter en ceux qui font attaqués de la pierre. Les Eaux de Merlange divifent & diffolvent ces glaires, comme nous l'avons déja fait entendre, N.º I. mais elles préfentent encore un plus grand avantage à ces fortes de malades, puifque tout le monde fait que les Eaux calcaires ont une vertu lithontriptique. Nous croyons donc que ceux qui feront attaqués de ces maladies, n'auront point à fe repentir de l'ufage de nos Eaux.

V. Conduits par les mêmes raifons, nous croyons auffi devoir confeiller l'ufage des Eaux de Merlange à ceux qui, ayant paffé leurs beaux jours dans les plaisirs de toute espece, se trouvent pris sur le déclin de leur vie d'une maladie d'autant plus cruelle qu'elle est presqu'incurable. On voit bien que nous entendons parler ici de la goutte : & la seule crainte que nous ayons à ce sujet, c'est qu'un palais arrosé depuis long-tems des meilleurs vins, ne puisse s'accoutumer à une Eau Minérale.

VI. Il y a une certaine classe de maladie à laquelle les Médecins ont donné le nom de *Maladie de nerf*, *Vapeurs*, *Maladie Hystérique*, *Hypocondriaque*. Cette maladie comme un autre Protée ne s'assujettit à aucune forme, mais se masque

fous plufieures apparences. On
peut dire qu'elle ne fe borne
pas à une feule partie du corps,
mais qu'elle l'attaque en entier.
Voici quelques-uns de fes fymp-
tômes. Les malades font tour-
mentés de vents, de rôts acides.
Quelquefois ils n'ont point d'appétit, d'autres fois ils en ont
un défordonné & furtout de
fubftances qui ne peuvent contribuer en rien à la nutrition.
Ils font fujets à des vomiffe-
mens aqueux ou pituiteux, à
de mauvaifes digeftions, à des
foibleffes d'eftomach &c. Ce vifcere eft fujet chez ces malades à
s'enfler & furtout après le repas.
Ils reffentent de la douleur dans
fa région, ils font en proie à des

oppressions , des inquiétudes , des pulsations dans les différentes parties du bas ventre , à des spasmes d'intestins. Leur urine est limpide , ils crachent souvent, ressentent des feux qui leur courent dans toutes les parties de leur corps , pendant que d'autres sont affectées d'un sentiment de froid. Ils ont des douleurs erratiques , des foiblesses fréquentes & successives , des maux de tête opiniâtres , des vertiges , des veilles continuelles , des sommeils interrompus , des songes effrayans , le cochemare , des pensées noires & tristes , &c. Comme les causes de ces différens symptômes , ne sont autres que des obstructions dans

quelques viſceres, ou quelque
matiere étrangere & nuiſible qui
y eſt retenue, ou enfin une trop
grande ſenſibilité dans les nerfs
qui ſe diſtribuent à ces parties,
nous ne penſons pas que quelqu'un regarde comme étrange le
conſeil que nous donnons à ces
ſortes de malades, d'avoir re-
cours à nos Eaux. En conſé-
quence nous ne craignons pas
de dire de la fontaine de Merlange, ce qu'Horace écrivoit de
ſa Digence :

Fons etiam rivo nomen dare idoneus, ut nec
Frigidior Thracam, nec purior ambiat Hebrus,
Infirmo capiti fluit utilis, utilis alvo.

Et en effet, ſelon ce qu'on ob-
ſerve journellement, preſque

toutes les Eaux minérales, ne font pas d'un médiocre fecours dans les maladies des nerfs.

VII. Tout le monde fait par obfervation que c'eft le propre des Eaux calcaires, de déterger & conduire à parfaite guérifon les ulceres fanieux & de mauvais charactere : comme auffi d'adoucir & endormir les grandes douleurs que caufent les ulceres cancereux. C'eft fur ce fondement que nous propofons aux Médecins les Eaux de merlange, dans ces cas : & nous efpéront même qu'elles ne tromperons point leur attente.

VIII. Il eft encore vraifemblable que nos Eaux feront excellentes pour la cure des ma-

ladies cutanées , soit qu'on les
prenne en boisson, soit en bain.
On sçait de quels succès ont
été couronnées les Eaux de
Sainte - Reine , dans la galle ,
les dartres & autres maladies de
la peau : mais les Eaux de Merlange contienent à peu près
des mêmes principes que celles
de Sainte-Reine, à moins qu'il
n'y ait un peu plus de Mars
dans ces dernieres.

IX. Enfin pour ne pas aller
plus loin, nous finirons en re-
commandant nos Eaux à tous
ceux qui ont les visceres très-
délicats, à ceux qui sont sujets
aux maladies causées par l'acide,
par le gras, par le visqueux :
aux femmes qui ont des regle-

trop abondantes , à celles en qui elles font fupprimées : a ceux qui font attaqués de gonorrhées bénignes ou virulentes : aux filles qui font incommodées de fleurs blanches. On pourra les don-ner avec de grands avantages dans les Hemiplegies & Epilep-fies périodiques , dont la caufe eft une faburre épaiffe qui rem-plit les prémieres voies. Elles fe-ront bonnes auffi pour fervir de préparation à d'autres Eaux Mi-nérales qu'on ne pourroit boi-re fans rifque à moins d'y être préparé ; telles font celles de Plombieres , de Vichy &c. La méthode que l'on doit fuivre pour prendre les Eaux de Mer-lange , eft la même que pour

prefque

presque toutes les autres Eaux
Minérales. On doit commencer
par une petite dose, qu'on aug-
mentera peu à peu jusqu'à suffisante quantité. Ceux qui vou-
dront les rendre plus purgatives
qu'elles ne le font, pourront y
faire fondre quelques gros de sel
neutre ou quelqu'autre médi-
cament purgatif, &c. &c. &c.

V.

IL n'est aucune proposition si
certaine & si évidente, contre
laquelle néanmoins on ne puisse faire quelque objection. Nous
ne prétendons pas non plus que
la notre jouisse d'un meilleur
fort. On peut donc objecter en

O

premier lieu, que les prépara-
tions métalliques, les absor-
bans & mêmes les sels, sont
d'une très - petite utilité en
Médecine, étant très-difficile,
pour ne pas dire impossible,
que ces substances puissent fran-
chir les orifices des vaisseaux
lactés, & ainsi être mêlés à
nos humeurs. En second lieu,
on pourroit repeter ici ce qu'on
a coutume de dire en général
des Eaux Minérales savoir,
qu'elles n'agissent qu'après un
tems infini, encore pendant
lequel il faut en prendre tous
les jours une certaine quantité; ce qui ne laisse pas d'être
rebutant pour les malades, &
quelquefois même ne peut s'ac-

commoder à leur eſtomach. Enfin on nous objectera que les maladies chroniques tirant leur origine, pour la plupârt, de la foibleſſe de l'eſtomach, on riſque d'augmenter cette foibleſſe, en faiſant boire aux malades une certaine quantité d'eau, ce qui repété ſouvent relâche encore les fibres de ce viſcere & en diminue le ton. Quel eſt préſentement l'homme ſenſé qui ne ne voit du premier regard, la futilté de ces argumens qui, à la vérité, ſeroient bons dans une converſation amuſante, mais qui ne peuvent avoir lieu dans une diſpute ſerieuſe ? Quoiqu'il en ſoit nous repondrons en peu de mots a cha-

cune de ces objections, de peur
que si nous passions par dessus
ces frivolités, on ne nous ac-
cusât de lesavoir reconnues, &
non pas meprisées. Nous repondrons donc à la pemiere, en
disant qu'il y a une grande dif-
férence entre les substances minérales qu'on prescrit tous les
jours aux malades (& qui ne
sont point tout à fait inutiles,
surtout si les causes que l'on a
en vue d'attaquer sont dans les
premieres voies) & celles qui
sont contenues dans nos Eaux.
Celles-ci y sont dans un état
d'atténuation si grand, qu'il ne
paroît pas qu'il puisse y avoir
aucun vaisseau de notre corps

ſi petit qu'il ſoit , où elles ne puiſſent pénétrer. Et même afin de donner à nos Lecteurs une idée de la diviſion de ces principes , nous dirons qu'ils paſſent tous avec leur véhicule, à travers les pores des bouteilles de grès dans leſquelles on les garde. Or il n'y a dans notre corps aucun vaiſſeau lacté qui n'ait un orifice d'un diamêtre plus grand que les pores de ces bouteilles de grès qui ſont preſque vitrifiées. Nous voilà donc déja relevés de la premiere accuſation, dont les principes d'ailleurs ſont combattus par l'expérience journalliere. Quant à la ſeconde, nous ſommes con-

traints d'avouer que l'usage des
Eaux Minerales doit être continué pendant un certain tems.
Mais de là nous ne voyons pas
qu'on puisse beaucoup en infé-
rer contre notre proposition.
En effet combien n'y a-t-il pas
d'autres médicamens, & même
bien plus désagréables que le
nôtre, & cependant dont on
fait continuer l'usage aux mala-
lades pendant des mois & des
années entieres. Les épines se
trouvent par tout où sont les
roses. On ne peut cueillir le
miel sans craindre l'aiguillon
des mouches qui le travaillent :
& si pour le moment nos médicamens rebutent les malades,

[167]

l'eſpérance d'être un jour gué⸗
ris de leurs infirmités, doit ſou⸗
tenir leur conſtance. Pour ce
qui eſt de la derniere objection,
peu s'en faut que nous n'y ré⸗
pondions pas. A peine daignons-
nous nous y arrêter. N'avons-
nous pas déja démontré plus
haut, que nos Eaux, loin d'affoi⸗
blir l'eſtomach, lui donnoient au
contraire du reſſort, & conve⸗
noient principalement dans les
maladies de ce viſcere? D'ail⸗
leurs ſi les Médecins craignoient
réellement qu'elles ne dégradaſ⸗
fent les organes qui ſervent à
la digeſtion, qui peut les em⸗
pêcher d'y ajouter en les preſ⸗
crivant, quelque remede forti⸗

fiant, quelque liqueur spiritueu-
fe, quelque verre de vin-de-li-
queur, d'Eau-de-vie, &c? Ne
feroit-ce pas le moyen de s'op-
pofer à la foibleffe de l'eftomach,
pendant qu'en même tems, d'un
autre côté on remedieroit aux
maladies chroniques auxquelles
nos Eaux peuvent convenir?
Nous avons réfous comme on
voit toutes les objections, rien
ne nous empêche de conclure;

Donc les Eaux Minérales de Merlange,
conviennent dans les Maladies
Chroniques?

MESSIEURS LES DOCTEURS DISPUTANS.

M. Florent - Charles BELLOT.
M. Paschal BORIE.

M.

[169]

M. Etienne POURFOUR DU PETIT.
M. Anne - Claude DORIGNY.
M. François THIERRY.
M. Jean MACMAHON, Ancien Mé-
decin des Armées de Sa Majesté
& des Hopitaux Militaires, Méde-
cin ordinaire de l'Ecole - Royale-
Militaire.
M. Ambroise HOSTY.
M. Louis - Alexandre GERVAISE.
M. Martin NOUGUEZ.

P

OBSERVATIONS

Sur les Vertus & propriétés Médicinales des Eaux de Merlange.

I.

LES Eaux de Merlange me paroissent être un reméde très-efficace pour les crudités, foiblesses d'estomach, obstructions, mauvaises digestions, pâles-couleurs, fleurs-blanches, gonorrhées invétérées & autres maladies semblables.

Les Religieuses * * * de Paris dont je connois plus particulierement le tempérament, étant leur Médecin depuis vingt-deux ans , font souvent usage des Eaux de Merlange , par mon or-donnance. Ces pauvres filles par leur austérité & leur mauvaise nourriture , font presque tou-jours incommodées de foiblesses & débilités d'estomach : rien ne rétablit mieux leur digestion & ne donne plus de force à leur estomach , què l'usage des Eaux de Merlange.

Une Religieuse de ce Couvent avoit des douleurs d'estomach si violentes , qu'elle ne pouvoit rien supporter : alimens ou boif-fons, elle rejettoit tout. Après

l'avoir purgée convenablement,
je la mis à l'ufage des Eaux de
Merlange, mêlées avec du lait.
Au bout de trois jours fon eftomach fouffrit les alimens, & par
l'ufage qu'elle fit de ces Eaux
pendant un mois, elle s'eft trouvée parfaitement guérie.

Une fille avoit depuis long-
tems des fleurs-blanches ; elle
gagna outre cela une chaude-
piffe. Avec les remédes ordinai-
res, je ne lui donnai pas d'autre
ptifanne que l'Eau de Merlange,
dont elle prenoit deux pintes
par jour. Au bout de fix femaines, elle fut guérie de fa chau-
depiffe, fes fleurs blanches ta-

rirent peu-à-peu , & elle jouit
depuis d'une parfaite santé.

Une jeune perſonne avoit les
pâles-couleurs, ſes régles étoient
totalement ſupprimées. Après
tous les remédes en uſage en pareil cas, je lui ordonnai les Eaux
de Merlange & au bout d'un
mois, elle fut réglée & parfaitement guérie.

Un jeune homme avoit une
obſtruction au foie bien carac-
tériſée. La bile étoit totalement
répandue dans le ſang. Le ma-
raſme commencoit déja a être
de la partie. Tous les remédes
avoient été mis en uſage : par
le ſecours des Eaux de Merlan-

ge , le malade a été très-bien
guéri & jouit depuis ce tems
de la santé la plus parfaite.

*En foi de quoi j'ai signé & déli-
vré les présentes Observations au
Sieur de Nangis, propriétaire des
Eaux de Merlange.* A Paris le
24 Août 1765.

DIONIS, *Docteur Regent
& ancien Professeur des
Ecoles.*

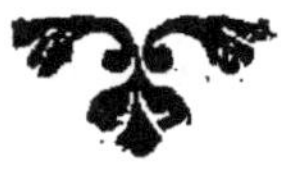

[175]

II.

OBSERVATIONS *des bons effets des Eaux de Merlange, dans la pratique Médicinale.*

CES observations m'ont prouvé, 1°. que ces Eaux purgent avec douceur, lors même qu'elles ne sont point aidées par des sels, ou par d'autres remédes capables de favoriser les évacuations des urines & des matieres stercorales: 2°. Elles m'ont paru convenir surtout quand il s'agit de fondre, & que l'on craint d'irriter. Les *mélancholi-*

ques , les malades *soupçonnés d'engorgemens dans les visceres*, ou sujets aux *affections nerveuses*, en ont éprouvé les plus grands avantages : 3°. Elles n'ont pas été moins utiles dans les *affections* de l'estomach, occasionnées par la viscosité & l'inertie du levain gastrique : 4°. Leur succès s'est démenti rarement dans les affections des *reins* , & singulierement dans les *néphrétiques* , ainsi que dans les maux qui intéressent la *vessie*, soit qu'ils eussent pour cause l'irritation de ses membranes & du *sphincter*, excitée par l'acreté de l'urine, soit que l'écoulement de celle-ci fût rallenti par le mélange des glaires. Les épreuves les plus répétées & les plus heureuses ont constaté que les Eaux de Merlange divisent insensible-ment ces *amas glaireux*, & qu'elles les font évacuer sans douleur, aussi-bien que le *gravier* qui se forme & s'arrête souvent dans l'intérieur des *reins*. Nous pourrions citer plusieurs personnes tourmentées pendant un grand nombre d'années par des accès fréquents de *néphrétique* ou par une *gravelle* presqu'*habituelle*, qui ressentent à peine de légeres atteintes de l'une & l'autre maladie, depuis qu'elles ont prises, d'abord en grandes doses, les Eaux de Merlange, & qu'el-

les en ont fait enſuite leur boiſ-
ſon ordinaire dans la journée,
& même aux heures de leur repas, avec ou ſans vin.

LE THIEULLIER l'aîné,
*Ancien Doyen de la Faculté
de Médecine de Paris. A Paris ce 2 Octobre 1765.*

III.

L'ANNÉE derniere, une De-
moiſelle âgée d'environ quarante ans, réglée & ſujette à
des agacemens de nerfs, ayant
la poitrine fort délicate, ſans
en être cependant ſpécialement
affectée, devint habituellement
reſſerrée & avoit une perte d'ap-

[179]

pétit continuelle. Elle fe mit à l’u-
fage des Eaux Minérales de Mer-
lnnge, defquelles elle buvoit une
pinte par jour. Au bout d’une hui-
taine de jours, le ventre devint
beaucoup plus libre, la malade
rendit une grande quantité de
matieres bilieufes, & l’appétit revint. On doit encore ajouter
qu’elle fe fentit la poitrine extrêmement foulagée. Cette obfervation communiquée par M.
Bertrand Medecin de la Faculté
de Paris, s’eft vérifiée fur la même perfonne deux ou trois fois,
toujours avec le même fuccès.

IV.

DEPUIS que les Eaux de Melange me font connues, j'en ai fait faire un ufage affez confidérable, & le fuccès a toujours fecondé mon attente. Elles me paroiffent uniques dans leur efpece & les feules ou le principe favonneux foit combiné de façon à produire un excellent effet dans toutes les maladies procédantes des embarras des vifceres.

Elles m'ont on ne peut mieux réuffi, 1°. dans tous les cas ou les glandes font ce qu'on appelle *pâteufes* & commencent à s'obftruer, 2°. dans les embarras du

foie. 3°. Dans cet agacement &
irritation particuliere des *plexus*
du bas-ventre. 4°. Dans les mou
vemens irréguliers des nerfs pro-
duits & entretenus par les mauvaifes digeftions & levains vitiés
de l'eftomach. 5°. Sur la fin des
gonorrhées, elles m'ont réuffi à
fouhait. 6°. Dans les pertes blanches de mauvaife nature, à l'aide
des Eaux de Merlange, l'acri-
monie a difparu & elles ont confi-
dérablement diminué & en quantité & en couleur. 7°. Elles dif-
cutent la vifcofité de la lymphe,
& fous ce point de vue, font
fondantes à un degré affez émi-
nent. 8°. Leurs qualités fondantes & calmantes font invincible-

ment démontrées , par l'effet
qu'elles ont produit , entr'autres
chez M. *** Pensionnaire chez
les Dames Religieuses de ***.
Cette Dame depuis long-temps
souffroit d'une tumeur irréguliere
& très considérable , située au-
dessous du rein droit. Dans le pa-
roxisme des douleurs énormes
que cette tumeur produisoit, lors-
qu'elle venoit à se gonfler , la
cuisse droite se gonfloit aussi pro-
digieusement , & l'on y apper-
cevoit une espece de boule formée par une tension extraordi-
naire des muscles. Les remedes
long-temps employés n'ont presque rien changé à cet état : les
Eaux de Merlange sont l'unique

moyen dont l'ufage ait pu faire efpérer la guérifon. Depuis
qu'on les prend, la tumeur eft
diminuée, a changé de place;
les douleurs de la cuiffe font totalement diffipées, & il y a tout
lieu de croire que ce malheureux
accident cédera à leur ufage continué.

GUILBERT DE PREVAL,
*Docteur Regent de la Fa-
culté de Medecine de Paris.*
A Paris le 7 Novemb. 1765.

V.

J'AI prefcrit plufieurs fois avec
beaucoup davantage, les Eaux
de Merlange, à une Religieufe

attaquée d'un flux hépatique, &
de douleurs dans le bas-ventre.
Cette malade ne trouvoit aucun
foulagement dans les autres remédes qu'elle prenoit & l'on ne
pouvoit la purger avec les pur-
gatifs les plus doux, même mêlés avec les opiâtes. Ces Eaux la
purgerent doucement les pre-
miers jours, & enfuite calmerent
les douleurs. La malade fe trou-
va foulagée & cet état dura quelques mois après lefquels la maladie revint & fut de nouveau
calmée avec le même remede.

J'ai fait prendre les mêmes
Eaux avec fuccès, à une autre
Religieufe fujette depuis quelques années à un flux de ventre
accompagné

[185]

accompagné de douleurs cruelles
à la matrice. Quoique cette malade , ainfi que celle qui fait le
fujet de l'Obfervation précéden-
te ne foient pas radicalement
guéries , néanmoins toutes deux
fe félicitent extrêmement d'avoir
ces Eaux qui du moins calment
la violence de leurs maux.

J'ai ordonné auffi avec beaucoup davantage ces mêmes Eaux,
à une autre qui étoit attaquée
de coliques néphrétiques , &
d'une ifchurie & qui rendoit
avec fes urines plufieurs petites
pierres ou graviers. J'efpere même
que l'ufage continué de ces Eaux,
emportera & détruira tout-à-fait
le foyer de la maladie. Mais la

Q

vertu principale des Eaux de Merlange, du moins celle que j'ai cru y remarquer, est une vertu calmante & sous ce point de vue, dans certaines maladies, elles sont préférables à beaucoup d'autres.

MACQUART, *Docteur Regent de la Faculté de Médecine de Paris*. A Paris le 11 Octobre 1765.

VI.

M***. âgé d'environ cinquante-cinq ans, d'un tempérament bilieux & facile à se mettre en colere, se plaignoit d'avoir depuis assez long-temps, la digestion extrêmement pareſſeuſe. Le ſoir en ſe couchant, il éprou- voit ſouvent un ſentiment de plénitude, comme s'il ſortoit de table, quoiqu'il n'eut point ſou- pé. Il lui étoit même arrivé plu- ſieurs fois, de vomir ſon dîner, vers minuit, ſans que la nature des alimens parut preſque chan- gée. Je le purgeai avec les Eaux de Sedlitz : & je lui fis prendre enſuite ſeize pintes des Eaux de Merlange, dans l'eſpace de trois ſemaines. Les digeſtions ſe ſont rétablies, au point qu'il fait actuellement un demi-

souper, sans en être incom-
modé.

MORISOT DESLANDES,
Docteur Regent de la Fa-
culté de Medecine de Paris.

UN homme âgé de quarante
ans étoit tourmenté de douleurs
vives, & de gonflemens dans l'eftomach, pour peu qu'il eut man-
gé : & la digeftion fe terminoit
par le dévoiement. Cet état du-
roit depuis fix femaines. On fit
vomir le malade avec l'Ipeca-
cuanha, & on le purgea trois
fois. Tous les maux qui avoient
paru céder à l'ufage de ces remédes, fe renouvellerent peu de
tems après. Il prit par mon con-

feil, environ quinze pintes des
Eaux de Merlange, en autant de
jours ; & il fut parfaitement guéri. Depuis deux ans, il jouit de
la fanté la plus vigoureufe & la
plus conftante.

MORISOT DESLANDES,
Docteur Regent de la Fa-
culté de Medecine de Paris.

VII.

Une Dame âgée de trente-
quatre ans, à la fuite de plufieurs chagrins, devint fujette
a un étouffement, dans le moment de la digeftion ; au point
qu'elle étoit obligée de faire
des efforts violents pour rendre

un rôt qui fortoit avec une forte
explosion. Elle a fait un usage
infructueux de beaucoup de remédes : elle a pris cinq ou six
bouteilles de quatre pinte d'eau
de Merlange en 1762. Depuis
ce temps, elle ne s'est point
ressentie de cette incommodité.
Cette observation a été communiquée, par M. DANIÉ DESPA-
TUREAUX, Docteur Regent en
la Faculté de Médecine de Paris.

VIII.

J'AI commencé à voir Madame
*** à la fin du mois de Septem-
bre 1763. Elle avoit eu de la

fiévre depuis quelques jours, se plaignant d'ailleurs d'une douleur dans la région hypocondriaque gauche ; l'examen que j'en fis me préfenta au tact une tumeur, qui me parut occuper la fubftance du rein. J'y étois d'autant plus fondé, qu'il y avoit quelques difficultés d'uriner, mais légeres alors. Cet état febrile avec fes accidents parurent céder aux remédes délayans & relachans joints à quelques minoratifs. Les douleurs de rein fubfiftoient néanmoins encore, & la tumeur confervoit exactement le même volume ; la fiévre reprit, les douleurs devinrent un peu plus vives, la difficulté d'uriner augmenta , l'ufage des demi-bains réïtérés , les favoneux avec quelques fondans à l'intérieur , furent mis de nouveau en ufage. Les urines qui jufqu'ici n'avoient encore rien offert de remarquable , commencerent à donner un peu de tartre avec un fédiment glaireux : il fortit enfin vers les derniers jours de Novembre une petite pierre , qui fut fuivie de deux ou trois petits fragmens. La malade avoit toujours un peu de fiévre ; les douleurs fe rallentirent , mais la tumeur ne ceffoit d'être la même : la difficulté d'uriner étoit moindre : la malade avoit un dégoût confidérable. Après quel-

ques

ques accès de fiévre, les urines devinrent chargées d'une
trofiéme partie & quelquefois de
plus de moitié d'une matiere pu-
rulente, de couleur d'un blanc
grisâtre. Ce fut alors que les
Eaux de Merlange furent em-
ployées : l'eſtomach parut s'en
bien trouver ; car l'appétit revint au bout de quelques jours.
La thérébéntine indiquée comme déterſive & diurétique, fut
auſſi employée , & la malade
chériſſoit ces deux remédes au
moyen deſquels , ſi l'on en ex-
cepte ceux que les indications
plus rares ont fait mettre en
uſage, la malade s'eſt trouvée ſin-
gulierement ſoulagée. Les urines ont été près de deux mois,

R

[194]

n'y ayant que du plus au moins,
pour la purulence : elle a ufé
conftamment des Eaux de Merlange, qui ont terminé fa guérifon vers le mois d'Avril 1764,
qu'elle a été à la campagne : elle
jouit depuis ce tems de la fanté
la plus parfaite. Cette obfervation a été communiquée, par
M. Fumée, Docteur Regent de
la Faculté de Médecine de Paris.

Typis Mandetur.

BELLETESTE, Decanus.

LE Bureau sera chez le Sieur DE NANGIS, Propriétaire desdites Eaux, rue des Vieilles-Etuves Saint-Martin, vis-à-vis le Serrurier. *

Messieurs les Médecins, Chirurgiens de la Province, pourront, ainsi que tous particuliers, s'adresser audit Bureau, d'où le Sieur DE NANGIS leurs fera les envois qu'ils desireront ; ils sont priés d'affranchir leurs Lettres.

Ils peuvent être sûrs, pour la garde & qualité desdites Eaux, ayant été gardées plus de huit mois sans autune altération ni corruption.

Le prix est de quatre livres la bouteille, de quatre pintes & plus : elles seront cachettées d'un cachet empreint d'une Mer agitée & d'un Ange aîlé.

* Et on en trouvera encore au Bureau Général des Eaux Minérales, rue des Prouvaires.